Healthy brain
extends the life

健康脳が寿命を延ばす

谷

幻冬舎 MC

はじめに

脳血管疾患は突然死を招く恐ろしい病気です。

厚生労働省が実施した人口動態統計によると、1951年から約30年間にわたって死因別死亡者数の第1位は脳血管疾患でした。1970年頃からは減少傾向にあるものの、2020年時点で約10万2000もの人が死亡しており、今もなお上位になっています。

さらに、幸いにも一命を取り留めることはできたとしても、完治が難しいのも脳血管疾患の特徴で、治療を受けたあとも後遺症で悩まされている人が多いのです。後遺症には体の麻痺やしびれ、痛み、言語障害、認知機能の低下などさまざまな症状があります。程度によっては寝たきりになったり介護が必要になったりすることもあり、これまでと同じ生活を送れなくなってしまうのです。実際、厚生労働省が2019年に実施した国民生活基礎調査によると、介護が必要となった人の主な構成割合は第1位の認知症が17・6%、次に僅差で脳血管疾患（脳卒中等）が16・1%となっています。

いくら命が助かったといえども、その後の一生を不健康に過ごすことは本望ではないと思います。誰もが最期まで好きなものを食べ、好きな人と話をし、好きなことをしたいはずです。そのためには普段から生活習慣に気を使い、脳血管疾患を引き起こさないよう予防を行うことが大切です。いい換えると、脳の健康を維持すれば人間はもっと健やかに長生きできるということです。

私は鳥取大学の医学部を卒業後東京女子医科大学附属足立医療センターの脳神経外科に入局し、長年にわたって脳外科医として主に脳卒中など急性の患者の治療に当たってきました。２０２１年からは埼玉県の脳神経クリニックに移り、地域に密着したかかりつけ医として生活習慣病のコントロールや脳ドックによる検診を行い、脳卒中の発症予防や再発防止に努めています。

大学病院に勤務していた頃は目の前の患者の治療が主であり、病気を治すことが最優先で、退院後の生活まであまり意識していませんでした。しかしかかりつけ医として地域の方々と密に接するようになって初めて、脳血管疾患の後遺症のために健やかな老後を過ごせなくなった人が多くいることを知り衝撃を受けました。

命を救えたとしてもその後の一生を健やかに過ごせていないのであれば、真の意味で患者を救ったことにはなりません。私はこのまま治療をするだけで満足していてはだめだと思い直し、今は地域の高齢者に向けて脳血管疾患の恐ろしさや予防法について講演を行っています。そして今回、もっと多くの方に健康な老後を過ごしてほしいという思いから本書の執筆に踏み切りました。

本書ではなぜ脳血管疾患になるのか基本的な知識を提供するとともに脳血管疾患にならずに健康寿命を長く保つための予防法を医・食・住・遊・学の観点から解説します。特に早い段階から取り組めば、脳血管疾患を防げる可能性はとても高くなるのです。

これからの医学の進歩やその成果を享受し、一人でも多くの人に少しでも長く健康で豊かな人生を過ごしていただきたいと心から願っています。本書がその一助になれば幸いです。

健康脳が寿命を延ばす　目次

［第3章］健康長寿を妨げる恐ろしい脳の病気

［第1章］

進む長寿化といまだ発展途上の脳研究

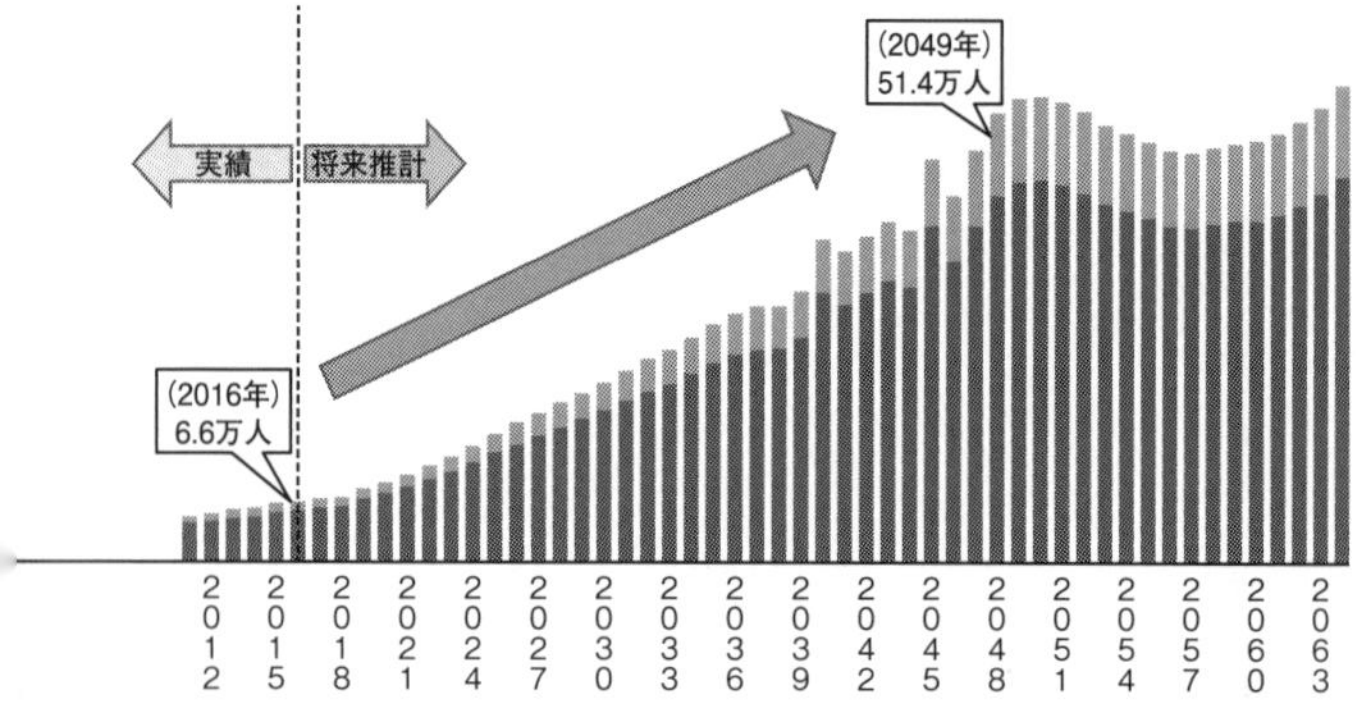

数の年次推移」、国立社会保障・人口問題研究所「日本の将来推計人口（平成29年４月推計）」

延び続ける日本人の平均寿命

現代において長生きといえば１００歳が一つの区切りとされています。２０２１（令和３）年の段階で、日本には１００歳以上の人が８万６５１０人います（厚生労働省プレスリリース）。予測では、27年後の２０４９年には同じく１００歳以上の人は、51万４０００人になると推計されています（厚生労働省「男女別百歳以上高齢者数の年次推移」「国立社会保障・人口問題研究所『日本の将来推計人口（平成29年４月推計）』」）。

２０１６年に１００歳以上の人は

［図表1］　100歳以上高齢者の年次推移

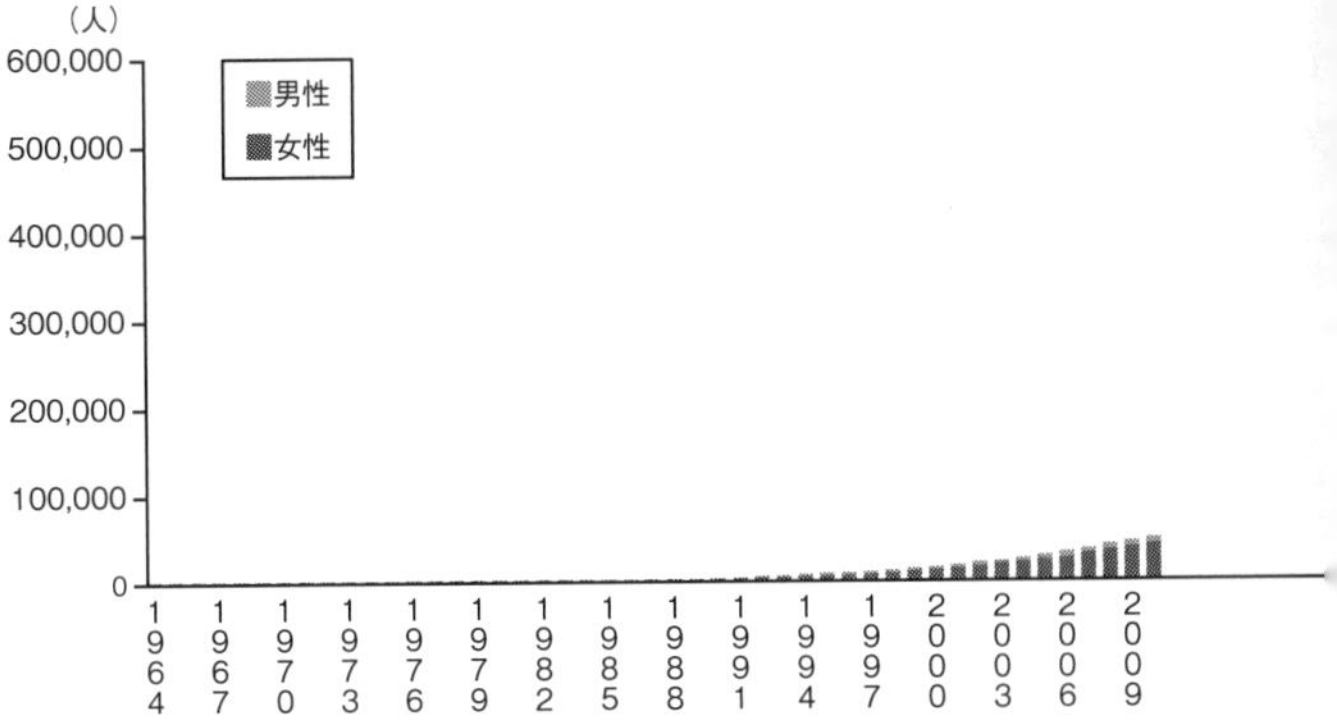

（出所）厚生労働省「男女別百歳以上高齢者

6万6000人でしたから、約30年でざっと8倍近くに増えることになるのです。

長寿の人が増える一方、日本の平均寿命は2020（令和2）年の段階で、男性が81・64歳、女性が87・74歳です（厚生労働省「令和2年簡易生命表の概況」）。男女ともに平均寿命は過去最高を更新し続けていて、男性は前年より0・23年、女性は0・29年上回りました。

平均寿命とはあくまで0歳の人の平均余命なので誤解がないよう注意が必要ですが、これから先も男性の平均余命が毎年0・23年ずつ増えていくと仮定すると、4年で約1歳寿命が延びる計算になります。単純計算をすれば、今から28年後の2050年には約7歳延びており、男性の平均寿命は88歳近くに、女性なら95歳を超えている可能性も考えられます。

健康長寿のために欠かせないものとは?

約30年後には、100歳以上の人が50万人を超えるという話はあくまでも机上の計算に過ぎません。しかし、このまま高齢者ばかりが増えてしまったら日本はとんでもない高齢者大国になってしまう恐れがあります。全員が医者にかかることなく健康に過ごせたらいうことはありませんが、病気を患い入院しなければならない、もしくは後遺症がある状態で生活しなければならないのであれば、せっかく寿命が延びても意味がありません。

そこで気になるのは健康寿命です。健康寿命とは、厚生労働省によれば「健康上の問題で日常生活が制限されることなく生活できる期間」と定義されています。つまり、注目すべきは平均寿命よりも健康寿命なのです。これが2016年のデータでは、男性が72・14歳、女性が74・79歳です。この時点での平均寿命は男性80・98歳、女性87・14歳でしたので、男性ならざっと9年ほど、女性では12年あまりが、日常生活に制限のある期間となります。

健康寿命を考えるうえで問題となるのが脳血管疾患です。なかでも厄介なのが脳卒中で、脳卒中を患うと要介護となるリスクが一気に高まります。要介護とは、健康上の問題があり日常生活が制限される状態を指しますが、脳卒中では、要介護がそのまま寝たきりへとつながるケースがとても多いのです。

いずれにしても、あと20年もすれば「明るい長生きの時代」が来るのは間違いないように思えてなりません。私は今60歳を過ぎたところですから、これ以上衰えないようにしっかりとケアをして、これからの科学の進化に期待したいと考えています。

ただし現時点で分かっているのは、あくまでも体の老化を防ぐための処方です。しかし、人が生きていくうえでは、もう一つ決定的に重要な部分があります。それは「脳」です。人が人である所以の重要な部位です。

体の老化を防ぐメカニズムやり方が分かってきているのなら、脳も同じではないか、と安直にとらえられると、実情はかなり異なります。なぜなら、脳は体の中でも特殊な部位だからです。

脳についてもかなり研究が進んできたとはいえ、まだ分からないことだらけというのが現状です。当然、脳の病気についても状況は同じで、メカニズムなどは分かってきているけれどもいったん発症してしまうと現在の医学では完治の難しい病気がいくつかあります。

20世紀にようやく始まった脳の研究

脳についての研究は、近年は脳科学という言葉で語られることが多くなっていますが、以前は学問的には神経科学やニューロサイエンス、大脳生理学などともいわれていました。脳科学は目からの視覚認知、耳からの聴覚認知といった感覚によるものがどのように入力され処理されるのか、また、記憶や学習、未来の予測や言語体系、問題解決といったさらに複雑な認知機能（専門的には高次認知機能といいます）、あるいは情動に関するものなど非常に多岐にわたるものです。歴史的には神経科学において、今から100年以上も前にノーベル生理学・医学賞を取ったラモン・イ・カハルという人が、脳内の神経細胞についてのニューロン説を展開するなど、研究自体はすでに存在していました。しかし、生きた

（実際に活動中の）脳が外からの刺激に対してどのように知覚し、脳のどの部分で反応をしているのかといった研究が可能になってきたのは、20世紀の後半といったところです。

こうした研究が可能になってきたのは、研究機器の発達、とりわけファンクショナルＭＲＩのような装置を使って脳機能が可視化されるようになってきたことが大きく関係しています。ファンクショナルＭＲＩでは、簡単にいうと脳内血管のヘモグロビンが酸素を含有しているかしていないかによって返ってくる信号が違うことに着目し、疑似的に脳のどの部分で酸素が使われたのかをマッピングすることで、脳機能の可視化を行っています。

それ以前の脳の研究に関する問題点は、実験対象となる脳にメスを入れるなどしてしまうと、その実験後に元の状態に戻すことが難しいため、倫理的に脳に対する研究を進めることができなかったことです。これに対して、ファンクショナルＭＲＩのような不可逆的な変化を伴わずに脳機能を測定するものを非侵襲的であるといい、脳機能を損なわないことが脳に関する研究の加速につながりました。

脳の観察では、ほかにもＰＥＴというものがあります。Positron Emission Tomographyの略で、陽電子を放出する原子を含む化合物を体内に入れ、化合物が体内で代謝される際にこの原子が放出する陽電子を目印、マーカーとして、脳がどのように機能しているのかを観察するものです。

体のほかの部位よりも進みづらい脳の研究

脳研究の難しさは技術的な問題以外にもあります。ほかの臓器や器官に比べて構造が複雑で、どの部位がどういった機能を果たしているのかもまだすべては分かっていません。人の脳でいえば、神経細胞は数百億から一千億個近くになるといわれています。人体全体の細胞数でいえばそれほど多いわけではないですが、これらの神経細胞同士がつながる部分であるシナプスの結合は１００兆個ともいわれており、非常に複雑な相互作用をしていると考えられているのです。神経科学は、こうした神経細胞とその回路の形成や仕組み、そしてその機能を解明しようとする分野です。

近年、脳の回路研究に応用されるようになった技術に、オプトジェネティクス（光遺伝学）と呼ばれるものがあります。この技術は、光に対して反応するタンパク質、光応答性タンパク（チャネルロドプシン）を観察したい部分に遺伝的に発現させ、光を当てたり、消したりすることで、電気のオンオフのように標的とする神経細胞の活動を制御することができます。この技術を使って、例えば記憶を形成している最中に神経細胞の活動を制御することで神経細胞と記憶の関連性を調べることなどができるようになってきています。

　しかし、脳の研究においてはこうした研究や実験だけでとらえきれないところに難しさがあります。例えば誰かからの愛情を感じて幸福感を得ているときに脳がどのように反応しているのか、美人を見たときに脳はどのような反応をしているのか。人間が外界から受けた刺激をどのように処理して、どのように受け止められるのかといった認知に関することを研究する認知科学は、さまざまな分野が関連してきます。認知科学が扱う分野は心理学、人工知能や計算機科学、言語学に人類学、神経科学、あるいは哲学も関係してくるのです。さまざまな学問が横断的に関わっているのも脳が体のほかの臓器などと異なる大きな特徴で、それゆえに脳の研究は難しく、21世紀の科学として注目されているのです。

脳の健康についての治療はまだまだ未発達

　アメリカなどでは、ギャンブルにのめり込んでしまう人が多く、社会問題になっています。快楽的な刺激に対して瞬間的に反応してしまい、抑えの効かない人たちが一定数いるのではないかという仮説が立てられ、研究されていた時代もありました。そのような人たちの脳にはどこか違いがあるのではないか、との仮説を立てての研究です。けれども、いまだにどこが違うのかは分かっていません。特定の人がなぜギャンブルにのめり込んでしまうのか、という謎を解明するための研究方法としては、「脳を刺激して、どこが活性化されているのか、ギャンブルに耐性のある人とどう違うのか」を調べる方法が考えられます。具体的には脳内に電極を刺して刺激を与えて、活性化している脳の部位を調べたり、興奮性の度合いを計測したりするのです。そんな侵襲的な実験を、多くの人を対象として実施できるはずもないのがよく分かると思います。

2007年の『NEJM（2007, 351. 1829-1833）』に掲載されていた、てんかんの患者さんに関する論文が記憶に残っています。その論文には「てんかん患者の側頭葉から頭頂葉のあたりを、特定の周波数で刺激すると体外離脱が起こった。寝ている自分を、上から見下ろしているもう一人の自分が見えた」と書かれていました。

実際に、てんかんの患者に話を聞くと、発作を起こしている最中には自分の意識が体から離脱しているような気分になるという人がいます。実験ではこの離脱感覚を再現したのです。ただし私の知る限りでは、このような実験が行われたのはこの一例だけです。今どき人の脳に電極を刺して行うような実験が公に認められている国などまずないはずで、再現できないのです。

とはいえ脳のいろいろな部位を刺激すれば、さまざまな症状が表れるのは事実です。このメカニズムを応用しているのが、うつ病の患者さんの脳を磁気で刺激するＴＭＳ（Transcranial Magnetic Stimulation：経頭蓋磁気刺激法）です。薬剤に頼らないうつ病の治療法として期待されていて、すでに一部条件付きですが保険適用も始まっています。

［第2章］

脳の健康なしに健康長寿は実現できない

脳の病気から寝たきりにつながるリスク

長生きを「明るい」未来にするために、何より大切に考えるべきは脳の健康です。いくら体が健康で100歳になって衰えていなくても、頭がボケてしまったら元も子もありません。

気をつけたいのが脳卒中です。もちろん脳についても、さまざまな研究が着実に進められています。ただ残念ながら、脳以外の体の健康長寿研究に匹敵するほどの進捗は、脳では今のところ実現していません。

なぜ脳卒中に気をつける必要があるかというと、脳卒中になると要介護となり、さらに寝たきりになってしまう確率が高いからです。介護の必要となった原因については、2019（令和元）年のデータによると、第1位が認知症で17・6%、第2位が脳血管疾患（脳卒中等）で16・1%、第3位が高齢による衰弱で12・8%となっています（「2019年 国民生活基礎調査の概況」厚生労働省）。認知症と脳卒中の2つ、つまり脳を原因とする要介護が、全体の3分の1となっているのです。

［図表２］　寝たきりと死亡原因の順位

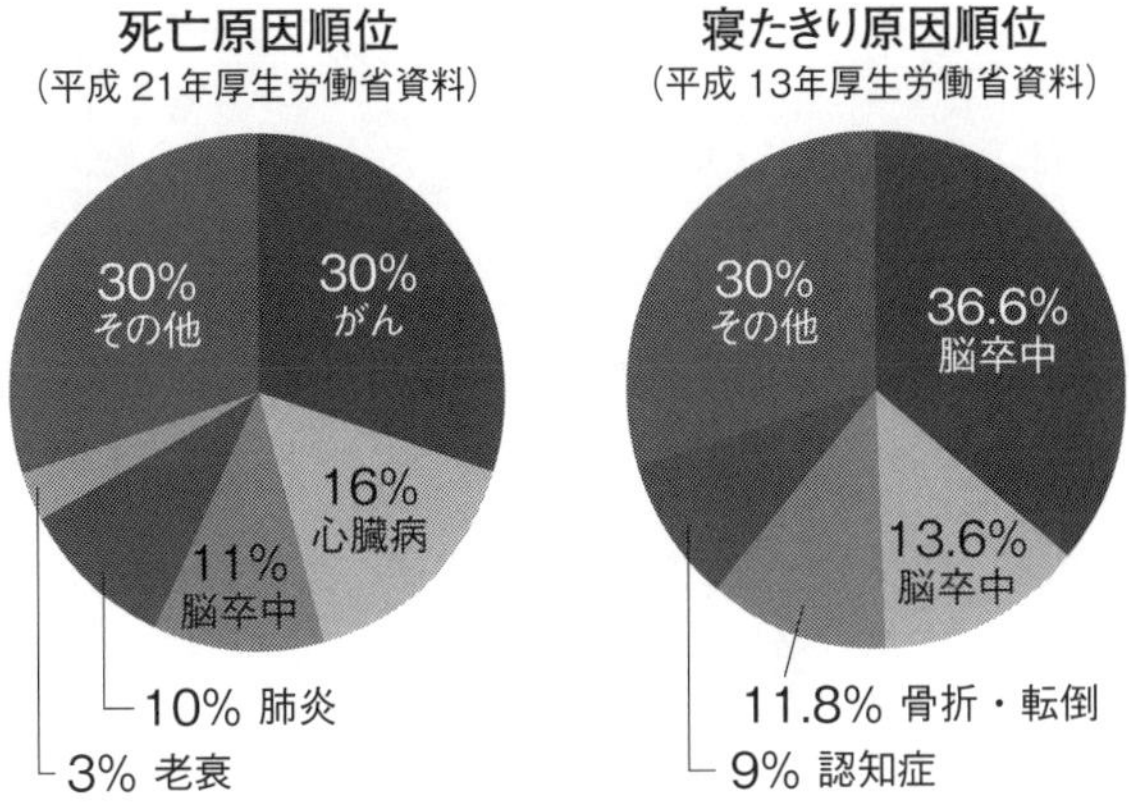

少し古いデータになりますが、２００１（平成13）年の厚生労働省の資料によれば、寝たきりの原因の3分の1が脳卒中であり、ダントツです。寝たきりとは、自力での日常生活が困難になり、ベッド上での寝起きが生活の中心になる状態を意味します。

脳梗塞になれば一命は取り留めても障害が残ることもある

脳卒中は、脳の血管が詰まる脳梗塞と脳の血管が破れる脳出血の2つに大別されます。そのなかでも怖いのが脳梗塞です。最初は軽症であっても、再発を繰り返しているうちに後遺症がどんどん重くなっていきます。脳梗塞を発症する原因は、基本的には血液にあります。分かりやすくいえば、コレステロールや血糖の多いドロドロの血液になっていると、血管が詰まりやすくなるということです。血液がこのような状態になるのは、生活習慣の影響も大きいため、そう簡単には改善できません。だから再発するのです。

いったん脳梗塞になると、約7割の人が何らかの後遺症に悩まされるようになります。後遺症は、脳梗塞により損傷した部位によって異なります。

脳梗塞によって血流が止まってしまったときには、その場所により引き起こされる障害が違ってきます。まず前大脳動脈が損傷した場合は、下肢の運動麻痺や無動性無言症と呼ばれる、意識はあるものの自発性がなくぼーっとした状態になる恐れがあります。中大脳動脈では、顔面や上肢に強い運動麻痺が出たり失語症になったりします。後大脳動脈では目が見えなくなったり、記憶障害や顔面の麻痺などを起こしたりします。小脳では、体のバランスを取りにくくなったり、ろれつが回らなくなったりするなどの症状が出ます。眼動脈の場合は失明につながります。

運動麻痺や感覚障害、視野障害に加えて認知機能の低下にもつながる

脳梗塞はさまざまな障害を起こし、その結果として後遺症に苦しむケースが多く見られます。多くの人が悩まされる後遺症は主に、運動麻痺、感覚麻痺、視野障害、言語障害、排尿障害、感情障害、認知機能の低下などがあります。

体を動かすときには、脳から神経を通して脊髄に指令が出され、それが筋肉に伝わっています。脳梗塞による血管障害により、脳内の指令系統のどこかが壊れてしまうと、当然指令が手足の筋肉にまで伝わりません。そのために手足を動かせなくなってしまい、歩行能力が低下したり、日常生活に必要な動きをできなくなったりします。喉に麻痺が起こると、口に入れたものを飲み込みにくくなるため、いわゆる嚥下（えんげ）障害を起こして、誤嚥性肺炎になるリスクが高まります。

何かに触れたときの感覚も、神経を経由して脳に伝えられます。最終的に伝わる部分は視床や頭頂葉であり、この部分が損傷を受けると感覚麻痺を起こします。すると何かに触れていても、触感を感じられなかったり、足の裏が浮いているような感じになったりする

人も出てきます。時には感覚が過敏になってしびれなどを感じるケースもあります。

視覚情報は視神経から側頭葉を経由して後頭葉の内側に伝わります。この経路上にある視神経、側頭葉、後頭葉に障害が起こると視野が欠けたり、片方の目が見えにくくなったりします。片側が見えにくくなっても四分の一半盲という障害では、症状を自覚しないこともありますが、こうした視覚障害を起こすと転倒する危険性が高くなり、その結果さらに脳損傷や骨折などを引き起こす悪循環となりかねません。

言語障害は、大脳にある言語中枢の障害によって読む・書く・話す・聞くというコミュニケーションに支障をきたすものです。これは話せるけれども聞いた内容を理解できないタイプと、言葉は理解できるけれどもうまく話せないタイプの2とおりがあります。いずれも障害を受けた部位によって発症しますが、ひどい場合には両方が障害を受ける全失語と呼ばれる状態になるケースもあります。あるいは構音障害と呼ばれる舌や口がうまく動かないために、不規則で分かりにくい話し方になってしまう障害もあります。

大脳や脊髄は、排尿などの制御にも深く関わっています。膀胱をふくらませて尿をため、膀胱を縮めて尿道の筋肉を緩めて尿を出すという機能にはいずれも脳から神経を通じて指令が出されています。一連のプロセスを制御する仕組みのどこかに障害が起こると、尿をうまくためられなくなったり、失禁したりするなどの排尿障害につながります。

脳卒中を発症するとうつ病になる人も多く見られます。脳内の損傷によりストレス適応力が低下してしまうためです。特に感情のコントロールを司る前頭葉で障害が起こると発症しやすくなります。

さらには認知機能の低下など高次脳機能障害を起こすケースもあります。具体的には、物忘れの激しくなる記憶障害、注意散漫になってしまい一つのことに集中できなくなる注意障害、行動や感情を状況に合わせてコントロールできなくなり、人と協調して行動できなくなる社会的行動障害、自ら進んで動作できなかったり話せなかったりする自発性障害などです。

脳卒中を発症する部位による、引き起こされる後遺症の違いについてはかなり詳細に分かってきました。ですから、今後の脳研究の進展によっては、こうした状態に陥るのを避けられる、もしくは発症しても治療できるようになる可能性があります。

脳の健康こそが健康長寿のカギ

脳についても、さまざまな研究が着実に進められています。ただ残念ながら、体の健康長寿研究に匹敵するほどの進捗は、脳では今のところ実現していません。それほど脳の研究は難しいのです。そのためアルツハイマー型認知症の治療薬一つ取ってみても、いまだに決定的な特効薬は見つかっていません。その市場の大きさに期待して、世界中の製薬会社がしのぎを削って開発に力を入れているにもかかわらずです。

なぜ、脳が難しいのかというと、分かりやすく表現するなら、人の体において首から上と下では、構成要素も構造もまったく異なるからです。

例えば脳を構成している主な細胞は、ニューロン（神経細胞）と3種類のグリア細胞（ミクログリア・アストロサイト・オリゴデンドロサイト）などです。その形状は次ページの図のようなもので、これは脳以外の細胞とは形がまったく異なります。

しかも、ニューロンは1つの細胞だけで役割を果たしているのではありません。ほかの

［図表3］　脳の神経細胞

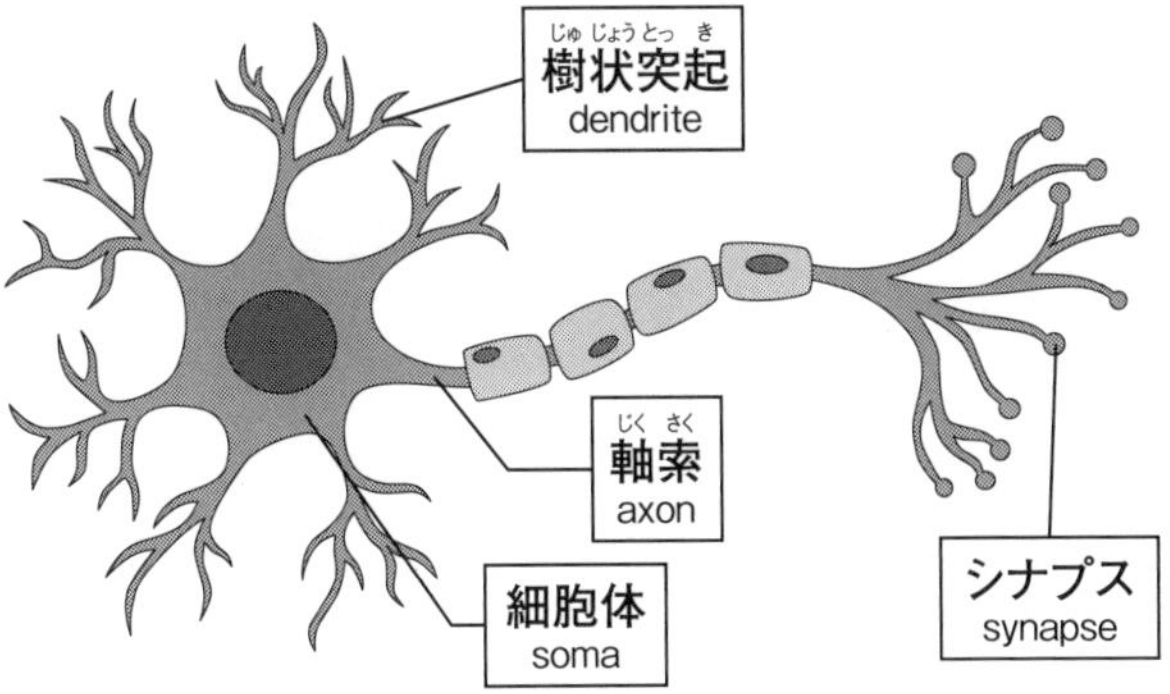

ニューロンとつながり合い、複雑なネットワークを構成して初めて脳としての活動を実行します。体の細胞が、基本的に細胞同士隣り合ってはいるものの、細胞間に特別なネットワークを形成しないのとは大きな違いがあります。

脳の機能を解明するためには、この複雑に絡み合ったネットワークの意味を解きほぐさなければなりません。けれども現時点では、その解明手法さえ、まだ確立されてはいないのです。

一方でグリア細胞については、重要な役割を果たしている実態が、どんどん明らかになってきています。グリア細胞といえば一昔前には、脳の構造を保つ役割ぐらいしか果たしていないといわれていました。けれども決してそんなことはなく、グリア細胞はニューロンに栄養を運んでいるほか、不要な物質や有害物質を遮断してもいます。さらにはニューロンの情報伝達も一部でサポートするなど、さまざまな役割を果たしている実態が明らかになってきています。

脳についてはこれからも、さまざまな事実が明らかになってくるに違いありません。つまり研究が進めば進むほど、脳の健康を保つ方法も分かってくるはずです。これからの脳研究には大いに期待できるのです。だからこそ少しでも長く脳の健康を維持して、脳研究が進むのを待ちたいと思います。

脳は、どのような構造なのか

脳の健康を保つためには、まず脳について知る必要があります。脳の構造は、大きく大脳、間脳、脳幹、小脳の４つに分けられます。そのうち大部分を大脳が占めていて、大脳の後ろにあるのが小脳、間脳と脳幹は脳の中心部にあります。

大脳は、思考、感覚、言語、記憶などの高度な機能を司っています。人間の知能が哺乳

［図表４］　脳の構造

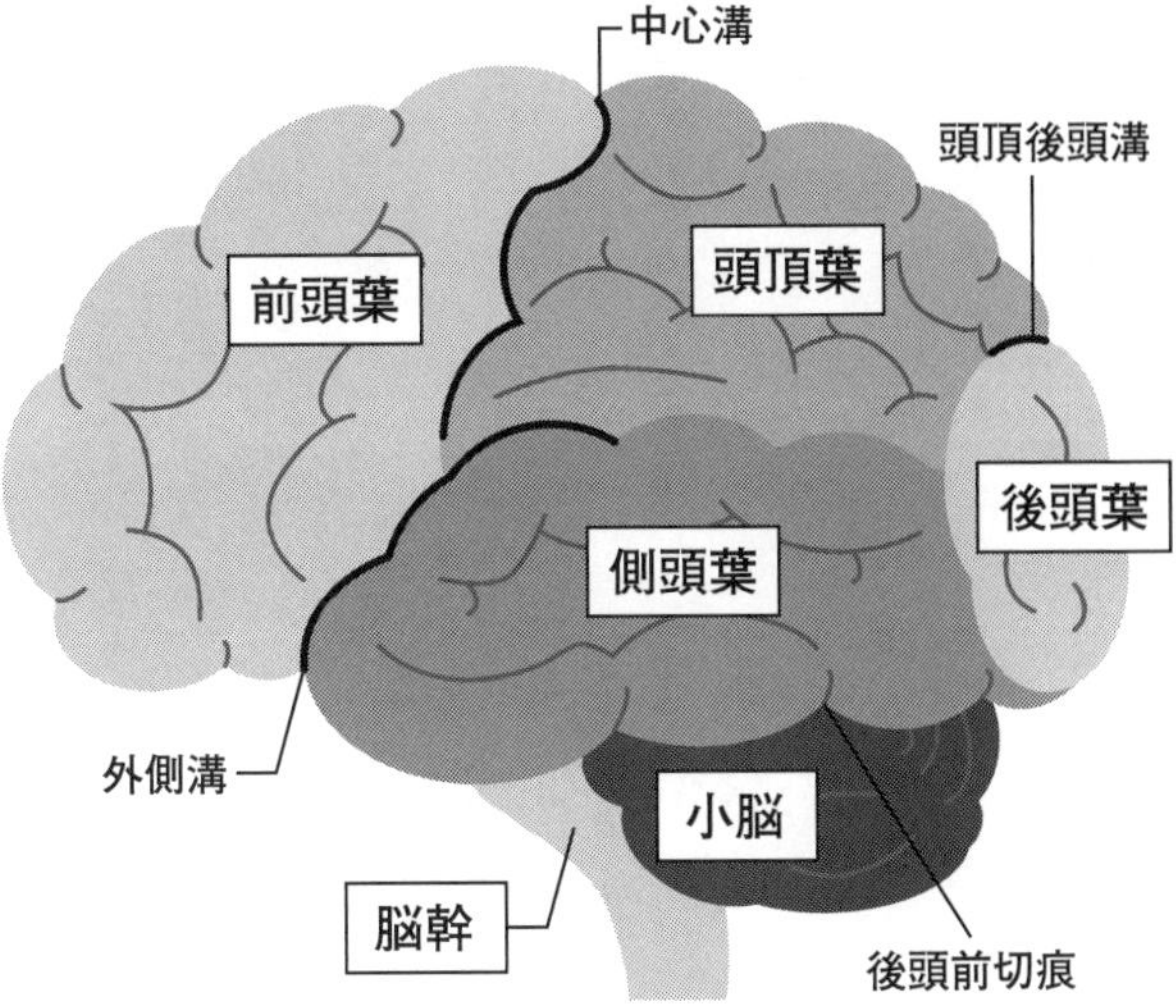

類のなかで最も発達している理由は、この大きな大脳のおかげです。大脳は、前頭葉、頭頂葉、側頭葉、後頭葉の４つの部位に分けられます。

間脳は、大脳と脳幹をつなぐところにあります。主な働きは、自律神経系の中枢であり、感情なども関係しています。脳幹は大脳を支える幹に相当する部分であり、生命維持に重要な自律機能を調整しています。小脳は大脳の下側、脳幹の後ろにあり、姿勢を保ったり運動の調節などを司ったりしています。また小脳は運動神経の長期記憶にも関わっています。例えば自転車に乗る練習をしていると、いつか乗れるようになります。そして一度乗れるようになると、乗り方を体が覚えていて忘れることはありません。このような体の動かし方の記憶を担っているのが小脳と考えられています。

大切な脳は、３層の膜によってしっかりと保護されています。最も外側にあるのが硬膜、次がくも膜、最も内側が軟膜です。くも膜と軟膜の間にはくも膜下腔と呼ばれる空間があり、この部分は脳脊髄液で満たされています。この髄液がクッションの役割を果たして脳を守り、同時に１日に３～４回入れ替わって脳内の不要物などを処理しています。

想像を絶する脳内のネットワーク

脳を構成するニューロン（神経細胞）の数については、理化学研究所によれば約８６０億個とされています。その部位別の内訳は、大脳に約１６０億個、小脳に約６９０億個となります。このニューロン同士がシナプスと呼ばれる部分でつながり、複雑な神経回路を形成しています。シナプスの構成単位である樹状突起スパインは、ニューロン１個あたり約１万個あり、大脳の中には総数で１００兆個のスパインがあるといわれています。

ちなみに人体の細胞は、今のところ全部で約37兆個とされています。全細胞数に比べれば、ニューロンの数はとても少ないのです。細胞数の割合で見れば、ニューロンの数は全身の細胞数のわずか０・２％に過ぎません。けれども、シナプスが絡み合って構成されるネットワークの総数は、１００兆個のスパイン同士がつながって構成されるため、とてつもない数となります。

脳の重さは、成人で１・２～１・６kgで体重の２％程度です。その内訳は、大脳が約８００g、小脳が約１３０gです。ニューロンの数では小脳のほうが大脳の４倍以上あるのに、重さで見れば小脳は大脳の約６分の１しかありません。その理由はおそらく、大脳と小脳の役割の違いにあると考えられています。

重さでは脳は全身の２％、細胞数では全身のわずかに０・２％なのに、エネルギー消費量は体全体の消費量の５分の１程度にもなります。脳がいかに多くエネルギーを使っているかが分かります。

脳のエネルギー源となるのがブドウ糖です。血液中にあるブドウ糖の半分ぐらいが、脳で酸素と反応してエネルギーとなり、消費されているのです。

それだけのブドウ糖や酸素を脳に運び込んでいるのは血液です。だから脳には血液も多く流れ込んでいて、体全体の血液量の約2割程度が脳内を流れています。多くの血液が流れ込んでいるために、脳内では出血したり（脳出血）、あるいは血管が血栓で詰まったり（脳梗塞）することによる疾患を起こしやすいのです。

しかも脳内に流れる血液は、首から下の体内を流れている血液とは異なります。脳内は極めて繊細かつ緻密な場所であるため、脳内に入る血液には一定の制限がかけられているのです。

制限をかけているのが、血液脳関門と呼ばれる血管の関所のような仕組みです。もっとも、これについても詳細なメカニズムはまだ明らかになっていません。けれども、この血液脳関門があるため、通常の薬剤などは脳の中へは入っていかないのです。

脳に男女差はあるのか

脳についてよくいわれるのが男性脳と女性脳で、性別によって脳の構造に違いがありそうだ、などと思われがちです。実際のところ、構造的に男女の脳には1カ所異なる部分があるとされています。右脳と左脳をつなぐ脳梁であり、これは女性のほうが厚いといわれています。ただし実はこれを裏付ける研究成果は、今からざっと40年前のものです（De Lacoste-Utamsing C, Holloway RL “Sexual Dimorphism in the Human Corpus Callosum” 1982;Science 216(4553):1431-2.）。しかも、これ以降に脳梁の男女差を否定する研究成果も出ているのです。

仮に差があったとしても、それが何を意味しているのかは不明です。女性のほうが右脳と左脳をつなぐ部分が厚いため、そこでのやり取りが多くなり、感情の起伏が激しくなったり感情が豊かになったりするなどともいわれますが、真偽のほどは分かっていません。

発生学の視点から考えれば、人間の体は明らかに女性がベースとなっています。男性の体は発生の途中段階で、女性の体を変形させながら形づくられてくるのです。そのため脳についても、何らかの男女差が発生している可能性はあると思います。

男女の違いよりも重要なのが、大脳は担う役割によって担当する部分が細かく分けられているという実態です。この区分けを発見したのは、カナダの脳外科医ペンフィールドです。ペンフィールドは、てんかん患者の手術を行う際に、患者の大脳皮質をきめ細かく区分けしながら、電気刺激によるチェックを行いました。これにより大脳皮質のどの部分が、体のどの部分を担当しているかを明らかにしたのです。その結果を図に表したものはペンフィールドのマップと称され、手や唇の占める面積の割合が大きくなっています。

賢さと脳の回転の速さは反比例する

２０２２年1月20日に、興味深い論文が『Scientific Reports』誌に掲載されました。そのタイトルは“Cerebral cortical processing time is elongated in human brain evolution”、直訳すれば「人の脳進化における大脳皮質の処理時間の伸長」です。

新潟大学脳研究所、京都大学霊長類研究所、京都大学野生動物研究センターによる共同研究で、４種類の霊長類を対象に脳波を測定し、大脳が音を処理する速さを比べています。比較対象はコモンマーモセット、アカゲザル、チンパンジーとヒトです。

脳の大きさは、大きい順にヒト、チンパンジー、アカゲザル、コモンマーモセットとなります。大脳皮質のニューロンの数で見れば、ヒトが約１６０億、チンパンジーが49億、アカゲザルが17億、コモンマーモセットが２４００万程度といわれています。そのなかで聴覚に関わる皮質ニューロンの数はヒトが１億２７００万、チンパンジー３１９０万、アカゲザル１２００万、コモンマーモセット17万程です。ニューロン数を比べると、ヒトが圧倒的に多く、コモンマーモセットが圧倒的に少ないことが分かります。大脳が音を処理する速さは大きさとは逆で、速い順にコモンマーモセット、アカゲザル、チンパンジー、ヒトとなりました。

ニューロンの総数が多ければ、何らかの入力があった際に、その処理に関わるニューロン数も多くなると考えられます。なので音を聞いたときにも、おそらくヒトのほうがチンパンジーらと比べれば、処理に関わるニューロンが多くなるのだと考えられます。その結果、処理スピードが遅くなるというわけです。

実際に研究チームが行った実験では、Ｎ１と呼ばれる脳反応を調べたところ、最も速く反応したのがコモンマーモセットで40ms（ミリ秒）でした。次がアカゲザルの50ms、チンパンジーの60msと続き，ヒトは１００msでコモンマーモセットやアカゲザルの約２倍もかかっていました。

この結果から明らかになったのは、ヒトが音を分析する時間の長さです。同じ1つの音に対してもヒトのほうがきめ細かく分析しており、そのために時間がかかります。だからこそヒトは、言葉のように複雑に変化する一連の音を聞き分けられるのです。

まだ確定ではないものの、「処理速度は少々遅くとも、より複雑な処理をできるようになったのが人間の脳ではないか」と研究レポートには記されています。確かに反射的な反応だけで動くのであれば、処理時間は短いほうが良いといえます。とはいえ、もし人間の行動が何らかの判断を経ず常に反射だけで行われると、社会活動などが成立しなくなる恐れがあります。

ニューロン同士の電気活動、脳独自のメカニズム

首から上と下では、構成要素も構造もまったく異なりますが、血管も脳内では違ってきます。体全体の血液量の2割ほどが脳を流れているとなると、いったいどんな太い血管が脳にあるのだろうか、と思う人も多いはずです。たくさん血を流すためには血管は太いほうが良いと考えがちですが、実際は脳にそれほど太い血管などないのです。

脳の中に張り巡らされているのは、毛細血管のような細い血管がほとんどです。エネルギー源を運んでくる血液が大量に必要であるにもかかわらず、血管は細いので、血流に関して脳は効率の良い臓器とはいえません。

ところが、もし脳の中に太い血管があったとすると、脳動静脈奇形という疾患を起こします。この奇形を起こすと、脳がけいれんする恐れがあるのです。脳内には大脳、小脳などを合わせて約８６０億個のニューロンがあり、それらが複雑に絡み合うネットワークを構成していると説明しました。だから太い血管などがあるとそれが邪魔になり、ニューロンが複雑なネットワークを構成するのに支障をきたすのです。

脳内のニューロンは、極めて複雑な電気活動を常に行っています。実際に神経ネットワークをつないでいるのは、ニューロン間を流れる電気信号です。そのため何らかの化学物質が入ってきて、それらが万が一にも余計な電気信号を発したりすると、脳がおかしくなってしまいます。

このようなリスクを下げるために、脳の血管の入り口には血液脳関門があり、不要なものが脳内に入らないように厳しくチェックしているのです。例えばうま味調味料のグルタミン酸が脳に大量に入ったりすると、神経細胞が過剰に反応して興奮が止まらなくなる恐れがあります。

ちなみに脳内で伝達される化学物質は、グルタミン酸を除いてすべて、ニューロンに抑制をかける効果をもつものばかりです。つまり脳内では、基本的に抑制により興奮とのバランスを取っているのです。

覚醒剤や麻薬などが危険なのは、血液脳関門をすり抜けてしまうからです。しかも脳内の化学物質が基本的にニューロンを抑制しているのに対して、覚醒剤や麻薬は興奮を誘う化学物質です。そのため、こうした薬物がもたらす興奮の心地よさを知ってしまうと、中毒になってしまうのです。

今から40年ぐらい前に、『スカーフェイス』というアメリカ映画が公開されました。マフィアのボスをアル・パチーノが演じていた映画で、特に印象に残ったシーンがあります。アル・パチーノがコカインを吸うシーンです。机の上に白い粉をまいて、アル・パチーノはそこに顔を近づけ、鼻を粉に押し付けるようにしてコカインを吸い込んでいました。これは妙な表現かもしれませんが、薬物の取り込み方としては正しいといえます。

水に溶かして注射器で腕から入れたりするよりも、鼻から吸い込んだほうが、薬効成分がよほど速く脳に達します。五感のなかでも視覚と嗅覚に関わる神経は、脳から直接出ているからです。

脳内血管の安全確保

脳は血流に関して、非常にアンバランスな臓器です。血液を大量に必要とするにもかかわらずその血液を脳内に巡らせる血管は細く、とはいえ脳はエネルギー源であるブドウ糖と酸素を大量に必要とします。そのため虚血、つまり血液が十分に供給されない状態に対して、とても弱いという欠点を抱えています。仮に5分間血流が完全に途絶えてしまうと、その部分の脳細胞は死滅してしまいます。だから、脳梗塞を起こして血流が止まってしまったときには、後遺症を防ぐための治療は一刻を争うのです。

ただし、脳は大切な器官だけに、万が一のときのための備えも用意されています。それが脳内に張り巡らされた毛細血管のネットワークです。脳外科の手術を手掛けるときなどはよく、頭の皮膚にある血管と脳の血管をつなぎます。その際には血流をいったん遮断するのですが、そんなときでも脳内には毛細血管のネットワークが張り巡らされているので、血流の止まった部分を、ほかからの血液がカバーしてくれます。だから手術を30分以内に終えられれば、基本的に問題はありません。

また、脳内の小血管が知らない間に損傷を起こしているケースもあります。そんなときでも、損傷が小さければ、何も気づかない間に治っていることもあります。要するに脳はそれだけ重要であるために、二重三重の安全策が取られているともいえるのです。

脳内の老廃物はどう処理されているのか

もう一つ脳の特徴として、脳内にはリンパ管がありません。首から下にはリンパ管が張り巡らされていて、体中から出される老廃物を集めて運んでいます。

脳内でも老廃物は大量に出ています。この老廃物が脳内でたまると認知症を引き起こす恐れがあるとされています。

脳内での老廃物の代謝については、2つの説があります。1つには脳室内とくも膜下腔に水のような脳脊髄液があり、これが老廃物の代謝を担っているという説です。もう1つが、脳内に張り巡らされた脳小血管のすぐ脇にある空隙に老廃物が流されていき、その際に脳小血管の筋細胞が、収縮と弛緩を繰り返してあたかもリンパ管のような役割を果たしているという説です。脳小血管とニューロンの間には隙間があるので、そこに老廃物を流して脳脊髄液を循環させ、静脈に受け渡しているのではないかと考えるわけです。

いずれにしても脳内の代謝のメカニズムについては、まだよく分かっていないとしか説明できません。1つ明らかになってきたのが、老廃物の代謝については、脳内細胞の1つであるミクログリアが貪食して消化しているという事実です。

ほかにも最近注目されている「間質」が、重要な役割を果たしているという説も出てきました。間質とは、体内の組織の隙間のことです。この間質が、皮膚に代わって人体最大の器官であるといわれるようになってきたのです。

間質の存在そのものは早くから知られていたものの、以前はこれが何らかの働きを果たしている器官であるとはみなされていませんでした。なぜなら間質が間質液で満たされている状態までは確認されていましたが、従来の顕微鏡による観察では、生きた状態に近い間質を観察できなかったため、その役割がよく分からなかったからです。

ところが顕微鏡技術の進歩により、生きている状態に近い間質を観察できるようになりました。すると間質がいろいろな役割を果たしているのではないかと考えられるようになってきました。もちろん脳内にも間質があり、これが老廃物の処理に一役買っている可能性が指摘されつつあります。間質の役割についても、今後の研究が待たれるところです。

　間を埋めているものといえば、くも膜もとても興味深い構造をしています。くも膜は脳を守っている３層の膜の真ん中にあります。くも膜を構成しているのがくも膜細胞ですが、この細胞も老廃物の代謝に関わっているのではないかとの説も出されています。ただ現時点では可能性を指摘されているだけで、実際にどうなっているのかは、今後の研究を待つしかありません。

血流で分かったことと、増えた謎

　まだまだ謎に満ちた脳ですが、それでも脳を研究するための技術や機器は急速に進歩しています。その１つで、今では普通に使われるようになったのが、ｆＭＲＩ（functional magnetic resonance imaging：磁気共鳴機能画像法※ファンクショナルＭＲＩのこと）

です。

ＭＲＩ（Magnetic Resonance Imaging）とは、体の断層画像を撮影する装置です。fＭＲＩは、ＭＲＩで得られた構造情報に、脳の活動がどの部位で起こったのかを画像で示すものです。

脳内のニューロンが活性化すると、その部分の血流が増えます。逆にいえば、血流の増えている部分が分かれば、脳内のどの神経細胞が活性化しているのかが分かるわけです。

脳内は常に大量の血液で満たされていて、それがニューロンのエネルギー源となっています。ただし、脳内の全ニューロンが常に活性化しているわけではありません。そのようないわば脳の暴走状態になってしまうと、人はおそらく生きてはいられません。

そうではなく、特に大脳は必要最小限のニューロンしか活性化していないのが実態です。だから血流が盛んになるのも、ごく一部に限られていて、そのため血流の盛んな部分から活性化している部位も分かるという仕組みです。

例えば手足を動かしているときに活性化している部分が分かれば、そこがいわゆる一次運動野だと考えられます。ちなみにｆＭＲＩの原理を確立したのは、日本の物理学者、小川誠二博士です。このｆＭＲＩにより、脳内の言語中枢や運動中枢、記憶中枢なども検査できるようになってきました。

ただし、一つ新しい仕組みが分かると、その奥に潜んでいる謎が明るみに引き出されます。脳は極めて省エネにできている器官のため、必要なところ以外ではできる限り血流を抑えています。そして必要となったところだけで血流を増やすのです。だとすれば「血流を増やす」指示は、いったいどこから出ているのか、という謎が出てきます。どこかから指示が出ているから、特定部位の血流が増える、という仕組みがあるのではないかと思いますが、その指示がどこから、どのように出されているのかは、今のところまったく分かりません。

例えば、何か危険なものを目にしたときと、街を歩いていて知っている人の顔を見つけたときでは、脳内で活性化する部分は異なります。つまり、血流が増える部分が違ってくるわけです。このとき、視覚から入力された情報を瞬時にどこでどのように判断しているのか、これは脳研究者たちの間でも謎となっているようです。ただ20年ほど前にアメリカで、電気生理と代謝を結びつけた新たな学問領域が誕生しました。これに関わる研究者たちが、脳内の電気活動と代謝についてのリサーチを進めています。ですからこの謎についても、これからの20年ぐらいの間に解明される可能性は十分にあります。

記憶についての謎

脳には、ほかにも1つ、大きな謎があります。それは記憶です。もちろん記憶についても、一昔前に比べれば、さまざまな事実が明らかになっています。

まず視覚、聴覚、嗅覚、味覚、触覚の感覚器官から入力された情報は、いったん脳の海馬に保管されます。つまり、その日に経験した出来事、それによって動かされた感情や生まれた思考などが海馬に保存されるのです。

ただし海馬は脳内で、それほど大きな器官ではありません。そこに毎日インプットされる情報が次々にためられていくと、海馬のニューロンがパンクしてしまいます。

もちろん、そんな事態にならないようにつくられているのが、脳のすごいところです。これもまだ人で確認されたわけではありませんが、どうやら海馬に蓄えられた記憶は、睡眠中に再生されているようなのです。それもかなりな早送りで再生されています。早送りしないと、起きているときの活動を寝ている間にすべて振り返るのは難しいからです。

さらに早送りしながら、覚えておくべき内容と忘れてしまう内容を選別もしているのです。不要な内容については、それに関わる海馬のニューロンのつながりを弱めている実態が、マウスの実験により明らかになっています（“Hippocampal Ripples Down-regulate Synapses”）。

この論文によればＳＷＲ（sharp wave ripple：ノンレム睡眠時や静止覚醒時に海馬でよく観察される脳波）は、睡眠中に記憶に関連しないニューロンのつながりを選択的に弱めていることが示唆されています。睡眠時に生じるこの自発的なプロセスによって、睡眠中に効率よく記憶が整理されていることが推察されます。

おそらくは翌日の活動に備えて、海馬のなかの不要な部分を消し去っていると考えられます。とはいえ、忘れてはならない必要な記憶も、それを海馬にため込んでいけばいずれはパンクしてしまいます。

もちろん、そんな状況への対応策も、脳にはきちんと用意されています。海馬での情報整理によって「これは大切だから忘れちゃだめ」と判断された記憶は、大脳皮質に送られるのです。

特定の記憶を保存するために形成された海馬内のニューロンのネットワーク情報は何らかの方法で大脳に送られ、そこで新たにニューロンのネットワークが形成されます。そのメカニズムについても研究が進められていて、今ではかなり多くのことが分かっているようです。

海馬では睡眠中に数多くの記憶について「これは必要／これは不要」との判断がなされており、不要な記憶が消し去られ、重要な記憶が大脳皮質に送られているのです。だとすれば、寝ている間にいったい脳のどの部分が記憶の要不要を判断しているのか、という大きな謎が残されています。

もちろん、この謎も近い将来には解明されることが期待されます。これらの謎が解明されれば、脳の健康を保つための方法もより明らかになるはずです。そうなれば、体の健康長寿が実現するだけでなく、脳の健康長寿も実現します。

不老不死とまではいい過ぎですが、１００歳を超えての健康長寿が現実になりつつあるのが現状です。

分かっているショッキングな事実

脳研究について分かっていることが少ないと述べてきましたが、ショッキングな事実があります。アメリカは犯罪の多い国ということもあり、これまで反社会的行為、犯罪行為などを繰り返す人の脳研究が多くの施設で行われてきました。２００９年の精神医学を対象とする医学雑誌のなかで、これまで犯罪、反社会的行為を繰り返す人に関して調べられた多くの論文のメタ解析を行い、まとめたデータがあります（"Psychiatry Res. 30:81-88"）。

それには、こうした人たちの脳にはある一定の部分に障害が認められたと記載されています。それは、前頭葉の障害です。右前頭葉は、前頭葉下面と内側にある帯状回前部、左前頭葉は背外側、前頭前野です。この論文の解析に使用された論文のなかに、日本からの論文は見当たりませんでしたので、現在の日本で犯罪者に対して頭部ＭＲＩを行い、脳に障害があるかどうか調べているかどうかは分かりません。しかし日本でも戦後しばらくは、犯罪者にロボトミーという非人道的な手術が行われており、犯罪者に対する論文も多数あったようです。大学紛争以降、すべてが闇に葬られています。

いずれにしてもアメリカで将来、障害部分の治療方法が見つかると、犯罪者の治療もできるようになる可能性があります。これまで矯正不可能と思われた人たちも同様です。もし、そうなると犯罪者は障害者として認識されて、治療対象者となります。日本では法的問題があるのですぐにはできないかもしれませんが、今後、前向きに研究していただけることを強く望みます。

［第3章］

健康長寿を妨げる恐ろしい脳の病気

歳をとると脳が縮む？

また、解剖学的な視点から老化に伴う脳容積の減少を調べた研究事例はありますが、加齢に伴う脳機能の衰えなどに関する大規模な調査などは行われていないようです。

加齢に伴う脳の重量変化については、20年以上前になりますが、昭和大学医学部によってまとめられた論文があります（昭和医会誌　第59巻　第6号（578-585頁、1999））。この論文『脳の形態学的な正常と異常』によれば、脳重量は20～40歳で最も重く、その後歳をとるにしたがって少しずつ減っていくようです。

おそらく20代半ばを過ぎたあたりから脳は萎縮し始めます。個人差があるとはいえ、脳の老化は25歳から30歳ぐらいまでの間に始まっていると考えてよいです。ただし、なかには歳をとっても脳が萎縮しない人もいます。

実際にＭＲＩを撮ってみると、90歳にもかかわらず驚くほど萎縮の少ない人がいます。そんな方には「あなたはきっと、神様から選ばれた人ですよ」と伝えたりしますが、おそらくは何か遺伝的な要因があるのだと考えられます。とはいえ、たまたまＭＲＩを撮った人のなかにこうした人が見つかったというだけの話であり、一定数の高齢者を対象に調査したデータなどは今のところありません。

ただ注意すべきは、脳の萎縮が一概にだめだといっているわけではないのです。明らかに萎縮していても、長谷川式認知症スケール（精神科医の長谷川和夫先生によって開発された、限られた時間とスペースで、医師が効率的かつ公平に認知機能の低下を診断するためのテスト）などを行うと高得点を取る人もいます。このような人たちに共通するのが、日常的に頭をよく使う習慣をもっているということです。できることはできる限り自分で行うという大原則は脳にも当てはまります。確かに加齢によって脳は小さくなっていきますが、だからといって必ずしも脳力そのものが衰えるわけではないのです。

脳が萎縮すると何が起こるのか

もちろん萎縮による影響は人によって異なります。例えばアルツハイマー病の患者などは、萎縮に伴って神経細胞が減っています。アルツハイマーといえば海馬が注目されがちですが、たいていは全体的に神経細胞そのものが減っています。

また萎縮が局所的に起こる場合もあり、小脳が萎縮すると「脊髄小脳変性症」を発症する場合があります。これは認知症ではなく小脳の萎縮によって運動機能が衰えてしまい、転びやすくなってしまったり細かな動作をできなくなったりするような疾患です。

もちろん加齢に伴う脳全体の萎縮度合いを測る指標はあります。けれども、この指標を使ったコホート研究のような大規模追跡調査は、これまでのところ行われていません。なぜなら、そのような調査は現実問題として不可能だからです。

コホート研究については、九州大学による福岡県久山町の事例が有名で、すでに何十年ものデータの積み重ねがあります。ただ、この事例でも脳の精密検査は対象外です。対象者全員に対して、専用の設備で時間をかけてＭＲＩを撮るなどという作業はできないからです。

海外でもコホート研究は行われていますが、脳のＭＲＩ検査は対象外です。ＭＲＩを発明したイギリスでさえも、そもそもＭＲＩの台数そのものが日本とは比べ物にならないほど少ないのが実態です。ようやく最近アメリカで脳についての追跡調査がスタートしましたが、ある程度の結果が出るまでに今後数十年はかかる見通しです。

アルツハイマー病の場合、前頭葉と側頭葉で萎縮の目立つ傾向があります。ＭＲＩのVSRAD法によれば、ＶＯＩつまり内側萎縮度が２～３以下の場合、アルツハイマー病の疑いありとされ、３を超えてしまうと治療が必要なレベルです。

とはいえ、この指標が絶対というわけでもありません。脳の萎縮度だけでは診断できないのがアルツハイマー病の特徴で、正直なところ病態そのものがまだ明確に定義されていないのです。もしかすると今の判断基準を覆してしまうような発見が、今後出てくる可能性もあります。そんな状態ですから、そもそも前頭葉や側頭葉が萎縮するメカニズムなども、まったく分かっていません。

一方で加齢に伴う神経細胞の老化自体は、明らかになっています。具体的には樹状突起の枝分かれなどが明らかに減ってきます。とはいえこれもなぜそうなるのかはまだ解明されていません。

現時点で脳の老化についていえるのは、次のようなポイントです。

・老化によって脳は萎縮する

・萎縮の度合いについては個人差が大きい
・萎縮していても仕事をしている人で認知症になる人は少ない

まとめるなら、おそらく加齢に伴う脳の萎縮は避けられない、けれども脳をよく使っているると機能面での衰えが少ない、これらは間違いなさそうです。

もちろん脳の老化についての研究は、日々著しく進歩しています。海馬における神経細胞の再生なども、ここ数年で一応の定説となりつつあります。ただし、あくまでも動物実験などによる研究成果に基づくものであり、生きている人の脳で証明されたわけではありません。

小脳については、それほど萎縮しないというデータも出ています。実際、高齢になっても運動神経の良い人はいます。運動神経は小脳に左右されますから、動きの良い高齢者では、小脳での記憶が維持されている可能性は高いと思います。また普段から体を動かしている人は、歳をとっても運動神経が良い傾向が見られます。歳をとってからでも運動していれば、運動神経の衰えを防げる可能性はありそうです。

注意したい炎症

神経細胞にも関わっている長寿遺伝子としてサーチュイン遺伝子があります。このサーチュイン遺伝子を発動させるためには、細胞を飢餓状態におくと良さそうだとのデータはいくつか出ています。基本的に動物は、満腹状態で満たされてしまうとそれ以上の欲求が生まれないとされています。だから逆に一定レベルの飢餓状態にすれば、細胞内のさまざまな機能が活性化するという現象は、マウスレベルではデータによって実証されています。

もう一点、脳の活性を維持するうえで注意したいのが炎症です。炎症は、細胞にストレスや過度な負荷がかかって傷がつくと発症します。もちろん、そのような事態に備えた修復機能は備わっていますが、修復が間に合わなくなると炎症が広がっていきます。

タバコによって肺がんが引き起こされるメカニズムなどがその典型です。肺にタバコのニコチンがたまると、そこで絶えず炎症を起こします。これが長い期間続くとがん化するのです。

炎症による発がんについては、山極勝三郎博士が明治時代にうさぎを使った人工的な発がん実験を行っています。山極博士は、うさぎの耳にコールタールを塗擦しました。それも1回塗って終わりなどという生やさしいものではなく、ずっと塗り続けたのです。その結果、うさぎにがん細胞ができました。山極博士はがん発生を炎症によるものと主張しましたが、当時は認められませんでした。けれどもそれから1世紀以上が経ち、今では炎症によるがんの発生が明らかになっています。山極博士の主張も認められています。

注目したいのは、老化についても炎症が関わっているのではないかとの指摘です。もっとも仮に脳の中で炎症が起こっていたとしても、それを人の脳を開いて実際に調べるわけにはいかないので、現時点では可能性が指摘されるレベルにとどまっています。

アルツハイマー病に関しては、アミロイドβやタウ・タンパクが脳内で蓄積しているのは明らかになっています。こうしたタンパクが出てくる理由は、神経細胞が壊れているからです。なぜ神経細胞が壊れるのかといえば、おそらくは炎症によるもの。

また炎症によるがん化のメカニズムについては、炎症が続いていると細胞の修復が追いつかなくなり、がん細胞になると考えられています。したがっておそらくは脳内でも、同じような変化が起こっているとは考えられていますが、これも今のところは実証されたわけではありません。

意外な盲点、血管で運ばれる危険物質

あまり意識されないのですが、実は血管が破れて外に出てしまった血液は、そのほとんどが有害物質です。もとより血液中の赤血球が酸素を全身に運んでいるわけですが、実は血液は血管外では有害なのです。赤血球も血管外では有害物質であり、白血球なども外に漏れると炎症を起こしてしまいます。

もちろん有害物質だけではなく、栄養分も全身に行き渡らせています。極めて精密なメカニズムによって栄養分だけを血管外の細胞に届けており体の機能が維持できているのですが、ある意味人間の体は有害物質を血管の中に閉じ込めて全身を回しているような構造ともいえます。

したがって脳内でも、血管が破れたりして血液が脳内にしみ出てしまうと問題です。もっとも、そのような出血に対する修復機能もきちんと備わっているので、大規模な出血でなければ基本的には障害は起こりません。血液が脳内の血管からしみ出し始めると、た

だちに膜で覆われます。膜の中でミクログリアと呼ばれる脳内の免疫細胞が働いて、しみ出した血液を無害化するのです。

ただし出血の量が問題で、脳内で大出血を起こしてしまうと、脳細胞は大きなダメージを受けます。

また脳内血管そのものも、老化に伴って破れてしまう恐れがあるので注意が必要です。脳内血管の壁には内皮細胞があり、これに傷がついて壊れてしまうと血液成分が血管の壁にしみ出していき、血液成分に含まれる有害物質のおかげで炎症反応が起こります。もちろん修復機能は働きますが、炎症の程度によって血管の弾力性が失われるのです。典型的なのが動脈硬化で、動脈が硬くなって弾力性を失うとどうしてももろくなり、破れてしまう恐れがあります。これが脳内血管の老化現象です。

ただ幸いにも、最近の研究成果からは期待のもてる報告がされています。老化により血管が硬くなってきても、血圧やコレステロールを下げると少しずつ血管は修復し、その結果、狭くなった血管が少し元に戻るというのです。少し前まではひとたび動脈硬化を起こすと、二度と元に戻らないというのが定説でした。けれども、この10年ぐらいの研究成果により、脳内血管の修復機能が明らかになっています。

確かに歳をとると、脳の容積が縮小して神経細胞の樹状突起も減っていきます。こうした現象が脳の老化の表れだと定義できます。ただし、なぜそうなるのかはまだ解明されていません。逆にいえば、今後脳の老化のメカニズムが解明され、老化を防げるようになる可能性は十分にあります。ですから、そのときまで脳の健康状態を保つように心掛けることが重要です。

脳の病気で何より気をつけたい脳卒中

河合美智子さん、三遊亭円楽さん、田中裕二（爆笑問題）さん、長嶋茂雄さん……。これら有名人の方たちには共通項目があります。いずれも脳の病気を患った経験がある方たちです。その後復帰された方もいれば、入院中の方、復帰されたものの障害の残っている方もいます。

脳の病気は、死につながる恐れがあります。2020（令和2）年の主な死因の構成割合を見ると、1位が悪性新生物（いわゆるがん）、2位が心疾患（高血圧を除く）、3位が老衰、そして4位で全体の７・５％を占めているのが脳血管疾患（脳卒中）です。

（厚生労働省「令和2年（２０２０）人口動態統計月報年計（概数）の概況」）

脳卒中について詳しく見ると、脳梗塞が全体の約55％、脳内出血が約31％、くも膜下出血が約11％、残りがその他となっています。脳卒中とは大きく脳梗塞もしくは脳出血に分けられます。分かりやすくいえば脳の血管が「詰まる＝脳梗塞」か「切れる＝脳出血」かです。

専門的には、脳梗塞を虚血性脳卒中、脳出血を出血性脳卒中と呼びます。病理学的に細かく見れば、脳梗塞も実は微妙に出血しています。さらには出血性脳梗塞と呼ばれる症状もあります。これは脳梗塞でいったん血管が詰まり、その後に血流が復活すると傷んだ血管が耐えきれなくなって出血してしまう症状です。いずれにしても脳卒中は、脳の血管障害によって引き起こされる病気です。

脳梗塞、脳出血のいずれも重症化すると取り返しのつかない事態になりかねません。脳卒中特有のサイン「ＦＡＳＴ」が出ていないかどうかを、まず確認する必要があります。

［図表5］　脳卒中の分類

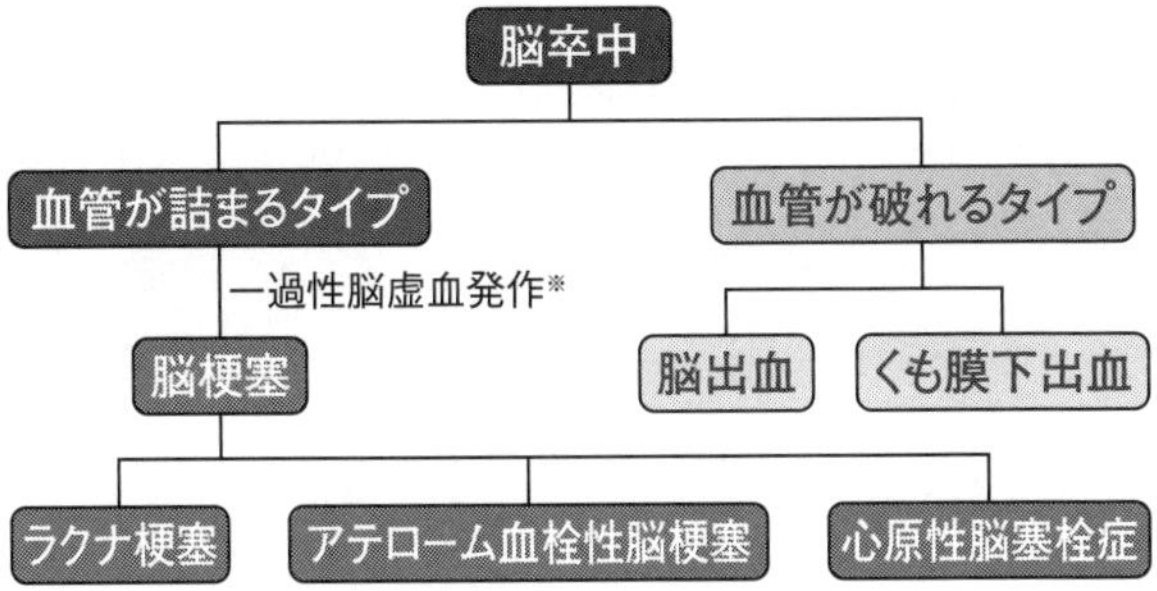

※脳梗塞の前触れの発作で症状が24時間以内に消失する状態

（厚生労働省 健康局 健康課　「スマート・ライフ・プロジェクト」ホームページより）

FASTとは、Face（顔）、Arm（腕）、Speech（話）、Time（時間）です。

Faceについては、顔がゆがんでいないかどうか確認します。

Armについては、手のひらを上にして両腕を真っすぐ伸ばして肩の高さまで上げて、目を閉じて5秒じっとする。このとき片方の腕が、勝手に下がってしまわないか確認します。

Speechについては、きちんとしゃべれているか。特に「らりるれろ」をはっきり発音できているかどうかを確認します。

Timeについては、症状の起こった時間と、それからどれぐらい経過しているかを確認します。

顔、腕、話のどれか一つでも異常がある場合には、一刻も早く救急車を呼ぶ必要があります。

血管が詰まる脳梗塞

脳梗塞を起こすと血管が詰まってしまいます。するとその先の部分へ血液が流れにくくなったり、ひどい場合には血液が流れなくなったりしてしまいます。その結果、酸素や栄養が十分に供給されなくなり、神経細胞がダメージを受けてさまざまな症状を引き起こすのです。

脳梗塞を発症するときには、その前ぶれとしてＴＩＡ（Transient Ischemic Attack：一過性脳虚血発作）を起こすケースがあります。実際に脳梗塞を起こす人の約３割が、事前にＴＩＡを起こしているようです。その症状は次のようなものがあります。

・手足の力が抜ける、しびれるなどの障害が起こる
・めまいがしたり、ろれつが回らなくなったりする
・ものが二重に見えたり、片側の目の視力が落ちたりする

ＴＩＡは脳梗塞の前兆であり、このような症状が出た場合にはただちに専門医の診断を受ける必要があります。

脳梗塞は、その原因によってアテローム血栓性脳梗塞、心原性脳塞栓症、ラクナ梗塞と3つのタイプに分けられます。

1．アテローム血栓性脳梗塞

脳内の比較的太い血管、つまり中大脳動脈などがふさがってしまい発症するのが、アテローム血栓性脳梗塞です。

アテロームとは、脳の太い血管内部にできるコレステロールなどのかたまりです。このようなかたまりが血管内にたまってくると、血管の中が狭くなり動脈硬化を起こします。

動脈硬化が強くなり、何らかの原因でアテロームが破裂すると、血を固める血小板が集まってきます。その結果血のかたまり、つまり血栓ができて血管の内部がさらに狭くなって、血が流れにくくなるのです。症状としては、梗塞の起こっている部位や大きさ、梗塞の程度などにより体の片側で軽い麻痺を起こすケースから、重篤な状態に陥る場合までがあります。

あるいはアテロームにできた血栓の一部が流れ出していき、脳内の血管の先のほうにある細い部分で詰まるケースもあります。このようなケースでは、実は脳梗塞を起こしているにもかかわらず、詰まっている部分がごくわずかなために無症状の人もいます。実際そのような隠れ患者が意外にたくさんいるのです。

脳内には小さな脳梗塞がたくさんできているのですが、それでも運良く症状はまったく出ず、そのうち小さな血栓は溶けてバラバラになる場合もあります。すると、表立った症状はまったく出ないままです。だから本人が気づくはずもなく、仮にＭＲＩ検査をしても、すでに血栓は消えているので、一見何ごともなかったかのように見えます。ただし、それまでに一度でも前述したＴＩＡのような症状を起こしていた場合には注意が必要です。

また、急に目の前が真っ暗になる症状にも注意が必要です。首にある太い動脈、頸動脈が詰まると、そこから眼動脈につながっているので一時的に視力が失われて真っ暗になります。一過性黒内障と呼ばれる症状です。

このような症状に見舞われると、まず「どこかおかしい」と誰もが考えるはずです。その結果、医者に行こうとなったときの選択肢は、たいてい眼科だと思います。目の調子がおかしくなって、脳外科や神経内科で診てもらおうと考える人は、まずいません。

では、眼科でアテローム血栓性脳梗塞だと診断が出るかといえば、それは難しいといえます。一過性黒内障を発症しても暗くなる時間は最大でも5分ほどで、たいていは30秒ぐらいで治まります。このように説明されると眼科医はまず「今は見えているのだから、たいして問題はないだろう」と考えますし、「悪くても動脈硬化だろう」などの判断を下しがちです。なぜならアテローム血栓性脳梗塞の症状を熟知している眼科医は、あまりいないからです。

一過性黒内障の場合、両目が同時に見えなくなるような重篤な症状はまず起こりません。普通は右か左、片方の目にしか異常は起こらないのです。ところが、この左右のいずれかにしか症状が出ないというのが、実は脳卒中に共通する症状の表れ方です。ですから目に限らずに体の左右どちらかにだけ異常が起きたときには、一応脳卒中かもしれないと考えてもらえると、のちの対処を間違うリスクが下がります。

2. 心原性脳塞栓症

心臓でできた血栓が、血流によって流れてきて脳内の血管をふさいでしまい、発症するのが心原性脳塞栓症です。長嶋茂雄さんのケースがこれに相当します。

心臓で不整脈を起こすと、心房内に血栓ができます。できた血栓は心臓から動脈によって体中に運ばれていきます。心臓でできる血栓は、比較的大きいものが多いのです。ただ手足などの血管では、一時的に血管が詰まってもそのうち溶けてしまって、目立った症状などの出ないケースがあります。

ところが、大きめの血栓が脳内の血管に運ばれると、太い血管でも詰まってしまうケースが多くなります。そのために広い範囲に血が行き渡らなくなり、大きな影響を及ぼす危険性が高いのです。具体的には左右どちらかの大脳半球全滅などを起こしやすくなります。

心原性脳塞栓症は、脳に悪いところはないにもかかわらず発症します。そのためＴＩＡなどの前ぶれもありません。心臓で、それも突然不整脈を起こしてしまった結果として脳に影響が及んでしまうのです。長嶋茂雄さんのケースでも、アテネオリンピック野球の日本代表監督を務めていて、かなりストレスがあったと考えられます。そのようなストレスによって心臓で不整脈が起きてしまい、その結果として脳の血管が詰まってしまったと推測されます。

心原性脳塞栓症では、意識障害などの重い症状が出がちです。脳内の主要な動脈が詰まってしまうと、体の片側が麻痺してしまったり、感覚や意識に障害が出たりします。中大脳動脈などからさらに先の細い血管までが広範囲に詰まってしまうと、その部位によっては体に重度な障害が残ります。

この心原性脳塞栓症を防ぐためには、まず動悸に注意する必要があります。突然動悸などに見舞われた場合は、循環器内科などで不整脈を起こしていないか調べてもらうのがベターです。

また不整脈以外の原因で起こる心原性脳塞栓症もあります。最近明らかになったのが、エコノミークラス症候群によって引き起こされるケースです。エコノミークラス症候群は、水分などを十分に摂らない状態で、狭い場所に長時間座っているときなどに起こります。足を動かさないために血行不良を起こし、血栓ができます。この血栓が肺に詰まって肺塞栓を起こすのですが、それだけでなく脳梗塞を起こしているケースもあるのです。

もともと飛行機のエコノミークラスで長時間フライトすると、狭い座席で同じ姿勢で座っているため、足の静脈に血栓が起きやすくなります。そのためエコノミークラス症候群と名付けられましたが、プロのサッカー選手がビジネスクラスで移動中に発症したケースもあります。要するに長い時間、体を動かさずに同じ姿勢を続けていると血栓ができやすいので注意が必要です。

3. ラクナ梗塞

ラクナとは、ラテン語で「小さなくぼみ」を意味する言葉です。アテローム血栓性脳梗塞が脳内の比較的太い動脈で起こるのに対して、ラクナ梗塞は太い動脈から枝分かれした細動脈や毛細血管などが詰まるために起こります。イメージとしては、髪の毛よりも細い血管が詰まる感じです。

発症するプロセスは、おそらく次のようなものと想定されています。主な原因は高血圧です。細い血管に高い圧力がかかり続けると、血管の内側が動脈硬化、すなわち分厚く固くなっていきます。その結果、血管の中が狭くなります。さらに動脈硬化が進むと、最後には血管がふさがってしまうと考えられていますが、正確にはよく分かっていないというのが実態です。画像診断では直径１・５㎝以下の梗塞巣で、細動脈など細い血管が詰まって起こった梗塞をラクナ梗塞と分類しています。

ラクナ梗塞では、無症状の人が多いのが特徴です。つまり梗塞巣が小さく、詰まる部分も細い血管が多いので、梗塞を起こしていても目立つ症状が出にくいのです。

だからといって安心していい、というわけではありません。たとえ小さな梗塞とはいえ、たまたま運動神経のどこかが引っかかってしまうと、手足に麻痺の出る場合があります。感覚神経のどこかで梗塞が起こると、しびれが出たり、あるいはしゃべっているときにろれつが回らなくなったりする場合もあります。

仮に何らかの異変を感じたときには、まず自分が高血圧かどうかを確かめるのが一番です。高血圧で何か症状の出ている場合は、ラクナ梗塞の疑いがあります。また、糖尿病を抱えている人も、ラクナ梗塞を起こしやすいので注意が必要です。

ラクナ梗塞の場合は、ＴＩＡもあまり出ません。とはいえ、ラクナ梗塞が脳内のあちこちでたくさん起こると認知症になる恐れもあります。だから高血圧の方は、神経内科や脳外科で一度「ラクナ梗塞の恐れはないでしょうか」と医師に相談してみるとよいです。

血管が破れる脳出血

脳出血とは文字どおり、脳内の細い動脈が切れて脳内で出血を起こす症状です。同じように脳内で出血する病気は、ほかにくも膜下出血があります。ただ脳出血とくも膜下出血は発症するメカニズムが異なります。

1．脳出血

脳出血は、細動脈と呼ばれる0・2～0・5㎜の太さの血管で起こる症状です。これぐらいの太さの血管は、別名「抵抗血管」とも呼ばれます。大きな動脈から枝分かれを繰り返していくと、血管は細くなってやがて毛細血管となります。そもそも血管が細くなると、そこにかかる抵抗が高まるのです。

抵抗にさらに輪をかけるのが、高血圧です。高血圧によって血管にかかる圧力が高まると、動脈硬化を起こします。つまり血管の壁がもろくなり、弾力性がなくなった結果、破れて出血してしまうのです。

脳出血の原因の約８割は高血圧といえます。ちなみに高血圧の基準値は、75歳以下の場合、収縮期（いわゆる上）が１３０以上で、拡張期（いわゆる下）が90以上です。

脳出血の症状は、出血を起こした場所によって大きく5つに分けられます。最も多いのが被殻出血です。被殻は側頭葉の奥のほう、脳の中央部にあります。運動野と呼ばれる運動神経に関わる部分が近くにあるので、ここに出血が及ぶと、手足の麻痺などの症状を起こすケースが多くなります。症状の重さは出血を起こす場所に左右されます。仮に出血が小さい場合でも、ピンポイントでどこかの運動神経を直撃してしまうと、強い麻痺の出るケースがあります。もちろん血圧が高いために複数の毛細血管で出血してしまった場合も、強い麻痺を起こしがちです。

被殻出血の次に多いのが、視床で出血する視床出血です。視床は、嗅覚以外の感覚を大脳に伝える重要な中継点です。そのため視床出血を起こすと、感覚障害や麻痺などの症状を起こします。

脳出血で3番めに多いのが、皮質下出血です。これは大脳皮質のすぐ下で出血を起こします。脳の上面に近いところで起きる出血であるため、外傷などによって引き起こされるケースもあります。

最も深刻なケースになりがちなのが、脳幹での出血です。脳幹には生命維持に関わる神経が集中しているため、万が一大量に出血した場合などは死に至るケースもあります。しかも、脳の奥にあるため手術などの外科処置も難しい場合が多く、助かった場合でも重い後遺症の残る場合がほとんどです。

最後が小脳で起こる小脳出血です。小脳は運動機能の調整や体のバランスに関わる部位ですから、ここで出血を起こすとめまいや歩行障害を引き起こすことになる場合があります。

2. くも膜下出血

脳と脊髄は、外側から硬膜、くも膜、軟膜と3層の髄膜で覆われています。外から2つめに位置するくも膜の下は無色透明な髄液に満たされていて、動脈が走っています。

この動脈に脳動脈瘤と呼ばれるコブができ、何らかの理由で破裂すると血液が溢れ出します。これがくも膜下出血です。脳動脈瘤は基本的に、血管が枝分かれする部分にできます。

動脈瘤ができる理由については、その1割ぐらいは遺伝性といわれていますが、残りについて最近では炎症によるものと考えられるようになっています。

脳内の血管はかなり複雑な構造となっています。例えば、ある所ではほぼ垂直に折れ曲がっていたり、時には１８０度反転するような曲がり方をする場合もあるようです。単純に枝分かれするだけでも、血流のぶつかる部分に力がかかってコブができやすくなるのに、血管が折れ曲がっていれば、さらに血管に負荷がかかります。負荷がかかると血管の壁は基本的に分厚くなりますが、時に風船のようにふくらむケースもあります。ふくらんでしまう理由は、炎症を起こしているからだといわれています。こうしてふくらんだ部分がコブ、つまり動脈瘤となって破裂すると、くも膜下出血となるのです。

動脈瘤ができやすくなる要因は、動脈硬化、高血圧、喫煙、過度の飲酒などです。そのうえで動脈硬化や高血圧は、血管に圧力をかけるので動脈瘤の破裂につながります。

タバコについては、吸った瞬間に血圧が一気に高まります。その結果、動脈瘤の破裂につながりやすいのです。飲酒についても大量に飲む人は注意が必要です。大量の定義はあいまいですが、例えば日本酒なら一升瓶を1～2日で飲んでしまうとか、ウイスキーのボトルを数日で空けてしまうような飲み方です。このような大量飲酒は血圧を上げるのです。

また動脈瘤破裂の意外な要因となりやすいのが、急に頭に血がのぼってしまうような状況です。私のこれまでの経験では、親子げんかの最中に動脈瘤が破裂してしまい、救急車で運ばれてきた方が何人もいます。何かにカーッとなる、いわゆる頭に血がのぼる状態は、特に高血圧の症状などのない方でも危ないのです。

くも膜下出血によって引き起こされる症状は、脳梗塞や脳出血とは明らかに異なります。何より特徴的なのが、激しい頭痛です。それもいきなり起こり、しばらく続きます。さらに頭痛の激しさが、ほとんどの人が「かつて経験したことがない」「まるでハンマーで殴られたような」と表現するほどのレベルです。

ほかには吐き気がしたり、重症の場合は頭痛が始まってから意識障害を起こすケースもあります。くも膜下出血を起こすと危険な状態に陥る確率が高まるため、できる限り早く救急車を呼ぶ必要があります。

最初の出血の状態により予後が変わってくるのは当然であり、助かったとしても寝たきりなど重篤な障害の残るケースも多く見られます。脳卒中のなかでも、くも膜下出血はリスクの高い症状であると認識することが必要です。

いきなり激しい頭痛に見舞われたら、まずくも膜下出血を疑うのがよいです。仮に痛みが治まったとしても、できるだけ早く脳外科や神経内科で診断を受け、くも膜下出血を起こしていないか確認することが重要です。

ほかにもある脳卒中のリスク

脳卒中は、脳梗塞と脳出血のほかにも、症例数は少ないながら次の４つの疾患があります。脳動静脈奇形、もやもや病、アミロイド血管症、慢性硬膜下血腫です。

1. 脳動静脈奇形

脳動静脈奇形は、基本的に先天性奇形の一種です。脳内の動脈は通常、大動脈から細動脈と血管が細くなっていき、最後には毛細血管に至り、そこから今度は静脈につながっていきます。ところがこの奇形では、毛細血管を経由せずに、いきなり太い動脈と静脈が直接つながってしまうのです。この部分は、正常な血管よりも壁が薄く、破れやすくなっています。ここで血管が破れると、結果的に脳出血やくも膜下出血となり、これらに伴う症状が出ます。

最近の研究成果によれば、先天性のほかに発育過程で奇形が形成されるケースもあるのが明らかになっています。発生頻度はくも膜下出血の10分の1ぐらいであり、さらに致死率も低いのが特徴です。症状がある場合、治療としては原則手術となります。

無症状の場合も多いですが、なかにはてんかんを起こしたり、偏頭痛を訴えたりするケースもあります。そのような症状が出ると画像診断などを行い、その結果病変が見つかる場合もあります。ただ、患者が何か症状を訴えない限りは、経過を見守るのが基本で、特に治療は行いません。

2. もやもや病

海外でも“Moyamoya disease”と呼ばれている、日本で見つかった症状です。病名の由来は、脳の血管撮影をすると内頸動脈の最後のほうの血管が、まるで煙でも漂っているかのように「もやもや」した状態に見えるからです。もやもや病が正式名称となる前は「ウイリス動脈輪閉塞症」と呼ばれていました。

もやもや病では、内頸動脈の終末部で血管が著しく細くなっているため、血液不足を起こしやすくなります。その結果、一時的な麻痺や手足のしびれ、言葉が出にくくなるなどの症状が出ます。

なかでも特徴的な自覚症状が、熱いものを食べているときに起こる頭痛やけいれんなどです。例えば熱いうどんなどにフゥフゥと息を吹きかけながら食べると、血管が縮んで血液中の二酸化炭素が減ってしまいます。そのために血管が収縮して脳内の血流が落ちて、頭痛などを起こすのです。

最近分かってきたのが、遺伝子のRNF213に変異が起きていると発症しやすいことです。この遺伝子に変異を起こすのは、日本人が最も多く、世界でも東アジア地域に多いようです。

治療については、手術によって血管新生する手法が確立されています。だから小児期から成人でも30歳ぐらいまでなら、早期発見からの手術により、重篤化するリスクを避けられます。

3. アミロイド血管症

脳の表面にある細い毛細血管に、アミロイドタンパクが付着して発症する症状です。アミロイドタンパクの付着により、血管が非常にもろくなってしまいます。これは一種の老化現象でもあり、アミロイドタンパクの付着は、だいたい40歳を超えるぐらいから始まります。

アミロイドタンパクが付着すると、血管は弾力性を失っていきます。その結果、ちょっとした血圧の変動や血流の変化でも、血管が壊れやすくなります。脳の表面にある血管が壊れると、皮質下出血を起こします。

高齢者の場合はアミロイドタンパクの付着が複数箇所で起こっているケースも多く、出血を起こすと意識低下やけいれんなどにつながります。さらに脳内にアミロイドタンパクがたまっていくと、アルツハイマー病の発症につながります。

今のところアミロイド血管症そのものに対する治療薬はなく、アルツハイマー病と同じ治療法で対処されています。

4. 慢性硬膜下血腫

慢性硬膜下血腫は、病名に付いている「慢性」が示すように、ゆっくりじわじわと出血し、時間をかけて発症するのが特徴です。その症状も軽い頭痛や少し頭を重く感じたりなど千差万別ですが、重篤な場合にはいきなり認知症になったり、あるいはけいれんなどを伴うケースもあります。

脳に外傷などを受けたときに起こりやすく、衝撃によって硬膜と脳の間に血液がたまって血腫ができます。その血腫が大きくなると脳を圧迫して、さまざまな症状を引き起こします。症状は、外傷を受けてからだいたい2～3週間後に出てきます。

特に高齢者になると、脳と頭蓋骨の間に隙間ができやすく、そこに血がたまりやすくなります。脳に直接外傷を受けなくても、高齢者は尻もちを強くついたりして、脳に衝撃を与えたときにも硬膜に亀裂が入ってしまう場合があるので、そんなときにどこか頭の調子がおかしいと感じたときには、早めに脳外科や神経内科を受診することが求められます。

脳卒中、どのように気をつければよいか

脳卒中については、脳内の血管を「ふさぐ」場合と「切れる」場合があると説明しました。日本人については、最も多いのが「ふさぐ」脳梗塞です。脳卒中の7〜8割が脳梗塞であり、高齢になるほど増えてきます。同時に、食生活の変化によって、若い人の間でも糖尿病や高脂血症が増えており、そのために動脈硬化を起こして血管が詰まり、結果的に脳梗塞になる人が増えています。

脳梗塞は死に直結する場合もあれば、一方で無症状の人もいます。それでも体の片側の麻痺やしびれ、ろれつが回らない、嚥下障害や視野が半分欠けるなどの症状が出るケースもあります。小脳で梗塞が起こると運動神経に障害が起こり、手が震えたり細かい動作をできなくなったりします。

逆にいえば、このような症状が出たときには、まず脳梗塞を疑い、脳の検査を行うのがよいということです。脳梗塞の場合は、血栓の大きさや位置が問題です。血栓が脳内の太い動脈にできると、脳の広い範囲で血液が滞り、障害の大きくなる可能性があります。

幸い血栓を薬で溶かしたり、カテーテルで除去したりする治療法が開発されていますが血流が途絶えてしまうと、その先にある脳細胞が死んでしまいます。血行再建術が実施できるのは、血流が途絶えてから最長でも6時間以内ですから注意が必要です。症状が治まったからといって素人判断などは絶対に禁物で、MRIを撮ってみると、小さな脳梗塞がいくつも見つかるケースが多くあります。

一晩寝たら治るだろう、などと安易に考えるのも禁物です。特に高齢者で一人暮らしをしている場合などは、眠っている間に動けなくなってしまうリスクもあります。麻痺が強くなると体を動かせなくなるため、疑わしいときには、可能な限り早めの対処を心掛けます。

脳出血の場合は、何らかの症状が出ます。ですから、脳梗塞も含めて脳卒中特有のサイン「FAST」をまず確認することが重要です。繰り返しになりますが、FASTとは、Face（顔）、Arm（腕）、Speech（話）、Time（時間）です。顔、腕、話のどれか一つでも異常がある場合には、一刻も早く救急車を呼ばなければなりません。

アルツハイマー病にはどう対処すればよいか

現時点では、残念ながら決定的な治療法も、治療薬もありません。大切なのは、早い段階からの心掛けと行動で脳の機能を少しでも落とさないようにすることです。

見過ごされがちなのが水分補給です。脳の血流が落ちると脳機能は明らかに低下するため、血流を維持するためにはまず水分補給、そして適度な運動が必要です。ところが高齢者ほど、水分補給が足りていないのが実態です。

水分補給が不足していると、脳だけでなく内臓機能や筋力も衰えていきます。グループホームなどでは認知症の進行した人には、意識して水分補給に努めています。水分補給は筋力維持とも関係していて、筋力の維持は認知症予防にも効果があるとデータによって示されています。

筋力は65歳を過ぎると落ち始めるので、これも遅くとも40代ぐらいから運動を習慣づけておくのがおすすめです。1日30分程度を目安に、軽く汗をかくぐらいの運動を習慣にすると全身の筋肉も維持できます。

腰痛などを抱えていなければ、軽いジョギングが最も簡単にできるためおすすめです。あるいは近くにプールがある場合なら、水中ウォーキングも効果があります。仮に腰などに痛みを抱えていても、水中なら浮力がかかるので腰への負担はなく、水の抵抗を受けながら歩けば筋力向上にもつながります。

理想は、高齢者になってから運動を始めるのではなく、中年になった頃から少しずつ始めておくことです。定年になって時間ができたからといって、いきなりトレーニングジムなどに行ってウエイト系のトレーニングを始めたりすると、かえって筋肉を痛めたりするケースも見られます。それまでに運動習慣のなかった人は、最初はとにかく軽め、これで効いているのか、というレベルから慎重に始めるほうがベターです。意外に思われるかもしれませんが、ラジオ体操も全身の筋肉をくまなく使うように、よく考えられています。

運動は軽めでよいので、継続するのが何より大切です。目標をもつのも悪くありませんが、高い目標を掲げるよりも、とにかく続けられるぐらいのレベルに設定することが重要です。誰かと競うための目標ではありません。競う相手は「放っておいたらボケてしまいかねない自分」だと心掛けてください。

［第4章］

脳の健康を長く保つための生活習慣

～医療・食事・眠り・住まい・遊び・学習～

医・食・眠・住・遊・学を大切に

脳卒中に代表される脳疾患を可能な限り防ぐために、できるだけ若いうちから備えてほしいと脳外科に関わってきた医師として常々そう思っています。

確かに脳梗塞や脳出血を起こしたとしても、医学の進歩のおかげで致死率自体は以前と比べてかなり下がってきました。だから、脳卒中になっても助かる方は増えています。けれども、ひとたび脳に障害を起こすと今のところ完治が難しいのも事実です。そのため一命を取り留めたとしても、それ以降ずっと何らかの後遺症に悩まされるケースが多いのです。実際脳卒中で亡くなる人は減っているものの、脳卒中の後遺症に苦しむ人は以前よりも増えています。

そこで期待しているのが、これからの医学の進歩です。最先端の医学の進歩に伴い健康寿命の延びる可能性は高まっています。さらに今後は脳についての医学的な解明も急速に進むことが予想されます。その結果、現時点では対処できない症状についても、この先何らかの対処法が開発される可能性は十分考えられます。だからこそ何とかして脳を健康に保ち、万が一どこかが悪くなった場合でも、さらなる悪化をできるだけ防ぐ必要があるのです。

そこで、日々何に気をつけて、どのように暮らせばよいのかということが重要となります。ポイントは医・食・眠・住・遊・学です。すなわち医療を適切に利用し、食事に気をつけて、しっかりと眠り、そのための住環境を整え、遊びや学びなどを通じて、常に脳を活性化するということです。

医：早いうちから、かかりつけ医に相談する

医の一）何よりもまず、信頼できるかかりつけ医を見つける

厚生労働省のホームページには、かかりつけ医について次のような定義が記されています。

「健康に関することをなんでも相談できるうえ、最新の医療情報を熟知して、必要な時には専門医、専門医療機関を紹介してくれる、身近で頼りになる地域医療、保健、福祉を担う総合的な能力を有する医師」

ポイントは「身近で頼りになる」という部分です。すでにこのような医師に診てもらっているのであれば何も問題はありません。ただ、そのような医師がいない場合は、できるだけ早く探すよう心掛ける必要があります。

具体的な診療科で考えると、基本的に最も幅広く対応してくれるのは内科医です。もし近くに「総合内科専門医」がいれば、かかりつけ医としては最も適任です。総合内科専門医は、正式には日本内科学会認定の内科専門医です。これは日本内科学会が行う内科専門医試験に合格した医師だけに与えられる資格です。まず試験を受ける前に、呼吸器・循環器・消化器・血液・内分泌・代謝・神経内科を熟知したうえで、研修も受けておかなければなりません。これだけの幅広い知識をもち、そのレベルも保証されているのですから、かかりつけ医として最も適しています。ただし残念ながらその数はまだ少ないようです。

とはいえ総合内科専門医ではなくとも、循環器内科や消化器内科の先生方をはじめとして、基本的に内科医であれば血圧や血糖値の管理、コレステロールのチェックなどもきちんとしてくれます。だから、まずはあまり細かく気にせず近くの内科医から探してみよう、といった感覚でよいと思います。

とにかく、早くかかりつけ医を見つけることが大切です。

医の二）じっくり話を聞き、きちんと管理してくれるドクターを探す

かかりつけ医を選ぶ際に注意してほしいポイントが２つあります。

1. こちらの話をきちんと聞く姿勢をもっている
2. 血圧や血糖値、コレステロールなどをしっかり管理してくれる

まず、話を聞いてくれることは大前提です。患者が多く訪れる比較的大きな病院などでは、一人あたりの診察時間に限りがあるため、どうしても話を聞く時間が短くなりがちです。かかりつけ医に頼りたいのはちょっとした不調についての相談ですから、まずは話をじっくりと聞いてくれる医師を探します。

そのうえで望ましいのが、病院以外の場所の記録もきちんと管理してくれる医師です。特に血圧のチェックについては、家庭での血圧の確認が欠かせません。血圧手帳を患者に

渡して記録するよう求め、診察時には血圧の推移を確認します。こうした姿勢が、かかりつけ医には求められます。1カ月に1度の診察時にだけ血圧測定していたのでは、その人の血圧の本当の状況が分かりません。

家などの医療機関外では血圧が正常であるにもかかわらず診察室や医療現場では高めの測定値の出る人がいれば白衣高血圧症が疑われます。反対に仮面高血圧症と呼ばれる、診察室で測ると正常値なのに、普段は高血圧になっている人もいます。

ちなみに、白衣高血圧症は緊張で自律神経の乱れが起こり、交感神経が優位になるなどで一時的に高血圧になることが原因だと考えられています。仮面高血圧症は高血圧の治療中の人に多く、朝に薬を飲んだあと血圧が下がっていき、最も薬が効いているときに診察を受けるため外来血圧は低くなります。しかし薬を飲む前や、薬が切れたあと血圧は上がるため、病院で高血圧が出なかったからといって安心はできません。

ですから、できる限り毎日決まった時間に血圧を測って記録する血圧手帳の数字が、医師にとっては重要な指標となるのです。

かかりつけ医をもつなんて高齢者になってからでいい、などと考えるのも間違いです。できれば40代の間には、自分をよく知ってくれる医者がいると安心です。なぜなら、40代ぐらいから体の中でいろいろな変化、具体的には老化が始まるからです。かかりつけ医がいれば相談しやすくなりますし、定期的に診ていれば医者のほうから変化に気づく可能性も高まります。そうした変化をできるだけ早い段階でつかんでいれば、早め早めの対処も可能です。

気軽に診てもらうためにも、かかりつけ医には大きな病院よりも、一般の開業医の先生が望ましいと考えます。

医の三）かかりつけ医選びは、とにかく一度診てもらって比べてみる

病院やクリニックもネットなどで探せば、いくらでも見つかる時代です。ネットに記されている比較情報や各病院のホームページに書かれている内容なども、もちろん参考になります。とはいえ、それだけで決めるのは不安が残ります。

仮に徒歩10分圏内で探して、候補になりそうな病院が複数出てきたときに最も確かなの

は、知り合いからのおすすめ情報です。もし行ってみようかと気になったクリニックで、実際に診察を受けている友人や知人がいるなら、その人に「先生はどんな感じですか」と聞いてみるのが一番です。

　少し余談になりますが、内視鏡の検査などを受けるときには、まず知り合いに情報を当たるのがベストです。内視鏡検査は先生の技術力によって、検査時間や検査時の痛みなどにかなり違いが出ます。事前に下剤を飲んでから行う検査となるので、検査を受ける時点ですでに体はかなりきつい状態になっています。そのうえ検査に時間がかかるとなると、結構つらいものです。内視鏡検査について聞ける相手となるとかなり限られてきますが、実際に内視鏡検査を受けた人の話は、必ず参考になるはずです。

　とはいえ、こうした情報に頼れない場合は、やはり実際に診察を受けて先生の様子を自分で確かめるしかありません。もし軽い風邪やちょっとお腹の調子が良くないなど、医師に診てもらえる症状の出たときがチャンスです。

　そもそも重篤な症状などではないので、受診する側としては楽な気持ちでいられます。症状が軽くとも親身になってきちんと話を聞いてくれるのか、それとも軽い症状だからとおざなりに診察してすぐに終わってしまうのか、そんな軽症の患者に対する接し方にその先生の性格が出たりするものです。お腹の調子が悪いと訴えているのに、体に触れもしないでお薬だけ出すような医師も、なかにはいる可能性もあります。

風邪を引いたときなどは、あえて前回とは違う病院に行ってみて対応を比べてみるのも一案です。風邪ぐらいならともかく、少し重い病気になれば、セカンドオピニオンを聞くのが今や当たり前となっています。万が一、セカンドオピニオンを聞いてみたいとこちらが話したときに、あからさまに態度を変えるような医師の場合、それ以降も受診し続けるかどうかを慎重に考えたほうがよいです。

医の四）かかりつけ医から紹介してもらえる病院も確認しておく

風邪などの軽い病気ならともかく、脳関係で不調のある場合は、かかりつけ医だけでは基本的に対処できません。そこで、精密検査などを受ける病院を紹介してもらう運びとなります。その際には、まずは近くにある大きな病院が候補となります。

仮に重篤な脳梗塞やくも膜下出血などの場合は、処置に急を要します。地区内にある大きな病院で、検査から一連の処置に至るまでシステムの整ったところに紹介するのが原則となっています。

そんな緊急事態ではなく、とりあえずＭＲＩやＣＴを撮ってみたいと相談すると、たいていの医師は、出身大学や研修した病院などつながりのあるところを紹介すると思います。通勤などでの利便性を考えて勤務先などを伝えれば、該当地区にあるクリニックなども紹介してくれるはずです。その点、日本はＭＲＩの台数が多いので、選択肢もそれなりにあるのです。

ＭＲＩを撮る場合には、可能であれば事前にホームページなどを調べて、その磁力を調べておくとベターです。現在使われているＭＲＩでは、磁力が1テスラから3テスラのものまでさまざまです（テスラ：磁界の強さを表す磁束密度の単位）。磁力が大きいほど検査時間が短く、しかも高画質の画像を得られます。磁力が違っても保険点数は同じ、つまり検査料は変わりませんから、どうせならより精密な画質で診てもらうほうが安心です。病院がもっているＭＲＩの画質については、かかりつけ医の先生もたいていは知っているはずなので、聞いてみることも選択肢の一つです。

医の五）健康診断を必ず受けて、かかりつけ医に相談する

会社勤めをされている方なら、職場で年に1度は健康診断があるはずです。自営業などの方でも、国民健康保険などに入っていれば健康診断の案内が届きます。この1年に1度の健康診断は必ず受ける必要があります。

健康診断の項目は、基本的に以下のようなものです。

1. 既往歴および業務歴の調査
2. 自覚症状および他覚症状の有無の検査
3. 身長、体重、腹囲、視力および聴力の検査
4. 胸部エックス線検査
5. 血圧の測定
6. 貧血検査（血色素量、赤血球数）
7. 肝機能検査（AST(GOT)、ALT(GPT)、γ“GT”(γ GTP)）

8. 血中脂質検査（LDLコレステロール、HDLコレステロール、血清トリグリセライド）
9. 血糖検査（空腹時血糖または随時血糖）
10. 尿検査（尿中の糖およびタンパクの有無の検査）
11. 心電図検査

検査結果をもってかかりつけ医に相談すれば、例えば「異常値ではないけれども、血圧についてしばらく様子を見てみましょう」などのアドバイスをしてくれるはずです。血糖値やコレステロール値も同様です。

これらの生活習慣病につながりかねない項目について異常値がある場合は、自らも注意が必要で、それもできる限り早い段階から意識すべきです。仮に高血圧の傾向が見られるなら、塩分摂取量を意識するなどの心掛けが、例えば60歳になった時点での脳卒中のリスクをぐっと下げてくれます。

高血圧、高血糖、高コレステロールは、生活習慣病の３大要因ですから、早め早めの対処が望ましいのです。なぜなら仮に現時点ではギリギリ正常値だったとしても、その状態で放置しておくと、いずれ異常値に入る可能性が高くなるからです。そうなると生活習慣病から脳にもダメージを与えるリスクが高まります。こうした事態を防ぐためにも、健康診断をきちんと受けて早めの対処を心掛けることが求められます。

食：脳を健康にする食事を心掛ける

食の(一)　加齢に伴い、食事を減らすのは有効

現代は飽食の時代です。テレビなどを見ていると、頻繁にグルメ番組が放送されているし、ネット情報などでもおいしいお店などが、これでもかというぐらい数多く紹介されています。「おいしい」には誰もがつい飛びついてしまう……そんな「人間の性」が狙われているように思えます。その結果、どうも食べものについてはぜいたくになり過ぎていて、しかも食べ過ぎの傾向が否めません。

それで思い出すのが、以前お世話になった断食療法の先生です。研修医時代に体調を崩した私はひどい手荒れを起こしてしまい、この先生の指導を受けて断食に取り組んだ経験

があります。あくまで個人的にですが、断食をやってみると確かにお腹は空くものの、同時に爽快感も強くありました。

このときの学びを活かして、大学病院で手術に携わっていた時期には手術前に空腹を維持するよう心掛けていました。満腹状態で手術するのは、少なくとも私には合っていなかったようです。それよりも軽い空腹状態のほうが、頭が冴えて集中できるし、体の動きも機敏になります。

断食療法を教わったときには、普通に食事するときでも決してたらふく食べ過ぎないようにと注意されました。また、完全に断食せずとも半断食、１日に１食抜くだけでも変わってくるとも教わりました。

30代から40代ぐらいにかけては、まだまだ食欲旺盛な時期ですから、ついつい食べ過ぎになりがちです。だからこそ、あえてたまには１日２食でがまんするなど断食に取り組んでみると意外に新鮮な体験になります。

さらに１日２食にするなら、食間を16時間あけるとオートファジーの活性化につながります。オートファジーは細胞内の不要タンパク質などを分解する仕組みです。いってみれば細胞内のごみ処理をしてくれるだけでなく、リサイクルにも役立つ仕組みです。その結果、細胞の老化予防にもつながります。ちなみにこのオートファジーの研究で大隅良典先生はノーベル賞を受賞されています。オートファジーはここ数年、世界中から注目を集めているのです。

仮に1日2食スタイルで夕食を19時に食べるのなら、翌日の朝食をがまんして、昼食を少し早めの11時頃に摂ればよいのです。あるいは昼食を13時過ぎぐらいと少し遅めに食べて夕食を抜き、翌日の朝食を7時ぐらいに摂るやり方もあります。普段よくお酒を飲む方なら、この夕食抜き断食をすれば、その日はアルコールを抜くこともできるので一石二鳥です。

朝起きて何も食べないと頭が働かないなどといわれますが、そのような心配は不要です。エネルギー源となるグリコーゲンは肝臓に蓄えられているので、朝ごはんを1食抜くぐらいなら大丈夫です。まずは自分に合う食べ過ぎない食べ方をいろいろ試すと良いです。

食の二) 自分の味覚を確かめる

甘いものが好き、とにかく塩辛いのが一番、こってりしたものなら何でも……このようにいわれてみれば、自分の味覚の偏りに思い当たるフシがあるはずです。

もちろん味の好みは人それぞれです。多くの人は幼い頃から食べてきた家庭でのごはんの味に、基本的には強く影響を受けていると思います。ですから、まずは自分の味覚の偏りを一度見直し、偏り過ぎていないか意識するところから始めます。

次に、食事を構成している成分に注意します。例えばカップラーメンの成分表示を見ると、食塩含有量が4gとか5gなどと書かれているはずです。この塩分量はかなり多めです。

世界保健機関（WHO）が目標としている、成人の1日あたり塩分摂取目標は、1日5gです。これに対して、日本人の一般的な摂取量は、令和元年の「国民健康・栄養調査」によれば、男性が10・9g、女性が9・3gでした。実にWHOの目標値の倍ほどになっています。これでも下がってきたほうで、60年以上前には20gぐらい摂っていたと推測されています。

こうした状況に危機感をもつ日本高血圧学会では、高血圧予防の目標値を6・0g未満と定めています。早い話が、日本人は塩分を摂り過ぎなのです。

その背景にはもしかすると、日本特有の醤油文化が影響しているのかもしれません。好みにもよりますが、塩鮭に醤油をかけたり、漬け物にも醤油をかけたりして食べる人がいるぐらいです。けれども塩分の過剰摂取は高血圧に直結します。そして高血圧は脳卒中へとつながっていきます。

塩分摂取で気をつけたいのは、塩辛いものを好み始めるとその嗜好がどんどん強くなりがちな点です。こうなるとかなり危険です。特に、若いうちに辛いもの好きになり、早くから塩分を摂り過ぎると高血圧になるリスクがかなり高まります。

だからまず、甘辛のどちらであれ自分の味覚を一度確認し、偏っていないかどうか確認することが重要であり、偏りがある場合は要注意です。

やはり塩辛いものに偏っていると自覚したなら、素材そのものの味わいを確かめる食べ方に変えていきます。例えば京料理などは、よく「うす味」といわれます。けれども私は

「うす味」ではなく「うま味」と表現してもよいのではないかと思います。

というのも、塩などの調味料をできるだけ抑えて、素材そのもののうま味を引き出すのが、京料理だと思うからです。逆にファストフードなどには、調味料をはじめとして化学成分が大量に含まれています。これらの化学成分は当然味覚にも強い影響を及ぼします。その結果、味覚に対する感度が麻痺しがちなのが、現代人だと思います。

脳を健康にするには、できる限り調味料を控えめにして、素材の味を楽しむ食事を基本とすることが必要です。

食の三）中年以降は質の良いタンパク質を摂る

近年見直されているのが、タンパク質の摂取についてです。特に高齢になると一定量のタンパク質の補充が必要です。タンパク質は筋肉を構成している重要な成分ですから、筋肉の衰えがちな高齢者ほど意識して摂る必要があります。

ただし、タンパク質といっても何でも良いわけではありません。２０１５年にＷＨＯの研究機関、国際がん研究機構（International Agency for Research on Cancer：

IARC）が発表したレポートには、「加工肉やレッドミート（赤い肉）を食べると、大腸がんになるリスクが高まる」と書かれていて、世界中にかなりなインパクトを与えました。

加工肉とは、ソーセージやハム、コンビーフなどの加工された肉であり、レッドミートは牛肉や豚肉、羊などの赤い肉を意味しています。もとより、これらの肉を食べると必ずがんになる、などという単純な話ではありません。実際にＷＨＯもレポートの発表後に、あくまで加工肉の摂取量を適量にするために公表したレポートであり、加工肉を食べないようにと警告しているわけではないとのコメントをわざわざ出しています。だから食べてはいけないというわけではありませんが、できれば少なめを心掛けたほうがよさそうです。

一方で推奨されたのは白い肉、つまり鶏肉や魚の肉です。以前より魚介類を食べる量が減っているとはいえ、２０１９年の調査によれば、日本人の１日あたりの摂取量は約64・１gとなっています（２０１９年国民健康・栄養調査／厚生労働省）。

なぜ魚介類が良いのかといえば、良質の動物性タンパク質が豊富でありながら、低カロリーだからです。さらにはビタミンや必須ミネラルなどの栄養素も多く、ＤＨＡ（ドコサヘキサエン酸）やＥＰＡ（エイコサペンタエン酸）などのいわゆるオメガ３系不飽和脂肪酸も含まれています。ＤＨＡやＥＰＡには動脈硬化の予防効果も認められています。

実際にＤＨＡやＥＰＡなどのオメガ3系不飽和脂肪酸をたくさん摂っていると、生活習慣病に関わる中性脂肪やコレステロール値を改善する効果があり、心疾患のリスクが低くなるとのレポートも出ています（How fish is cooked affects heart-health benefits of omega-3 fatty acids：American Heart Association. ScienceDaily. ScienceDaily, 20 November 2009）。

歳をとるほど、意識して良質なタンパク質を摂り、それもできるだけ白い肉を食べるのが良いです。

食の四）体に入れたもので、体はつくられる

人の体は、食べたものを消化吸収し、代謝して維持されています。まさに食べたものによって体はつくられています。

体の中に取り入れるものについての最近の研究成果によれば、ウコンに認知症予防につながる可能性がありそうだと指摘されています。国立長寿医療研究センターで長年、認知

症の研究や診療に取り組んでこられた遠藤英俊先生の著書には、カレーには認知症を予防する効果があると記されています。

具体的には、カレーの香辛料に使われるウコン（ターメリック）に含まれているクルクミンに、認知症を引き起こすといわれるアミロイドβの蓄積を防ぐ効果があるのです。ウコンのアミロイドβの蓄積予防機能については、in vitro（試験管内の実験）、in vivo（動物実験）のいずれでも効果が確かめられています。

また雑穀米なども最近見直されています。白米よりも雑穀米には腸内細菌のエサが豊富に含まれているほかに、腸のパイエル板を刺激してくれる働きもあるようです。腸内の活性化については、すでに取り上げたＮＭＮにも、腸管上皮幹細胞の老化を抑制する可能性が指摘されています（「NAD+代謝・サーチュインと幹細胞老化」五十嵐正樹／生化学第89巻第４号、pp.555-558　2017）。

一方では体に入れると良くないものもあります。その代表例が、血管に負荷をかける成分のコレステロールであり、血糖も血管の壁に傷をつけます。先に述べた断食がなぜ良いのかといえば、血液から悪い成分を可能な限り取り除く掃除効果があるからです。ほかにも現代人の食生活を考えれば、やはり化学合成物の過剰摂取が気になるところです。時に断食をしてみると血液をきれいにしてくれる効果を期待できます。

糖分も摂り過ぎは血管に傷をつけるだけでなく、当然糖尿病につながります。この糖分について注意したいのは、白砂糖の摂り過ぎはもちろんですが、それよりも人工甘味料のほうが糖尿病のリスクを高めるなど体に与えるダメージは大きくなる点です。見過ごされがちですが、人工甘味料はスナック菓子や飲み物などによく使われています。こうしたものを摂るときには、成分表を確認するのが良いです。

またお酒を飲んだあとで代謝されるアセトアルデヒドには、血管を傷つける作用があります。ですからアセトアルデヒドの分解酵素をもたない人、つまりお酒を飲めない方が無理に飲んだりするのは避けたほうがよいです。

ほかにも体に入れると間違いなく悪影響を及ぼすものとしては、タバコがあります。タバコはマリファナや覚醒剤のような麻薬ではありませんが、発がん性をもつのは確実です。また、ひとたびニコチン中毒になると脳がニコチンを欲しがるようになり、ニコチンが切れるとタバコを吸いたくなってがまんできなくなるという悪循環にはまってしまいます。

食の五）脳の健康を守る食べもの

時に断食をしてみると体がどれだけ食べものを欲しているかを実感できると思いますが、だからといって極端な拒食になるとそれもまた体にダメージを与えます。京都と滋賀の県境にある比叡山延暦寺では、千日回峰行と呼ばれる過酷な修行に挑戦する行者さんが、何年かに一度現れます。千日の間修行を続けるのですが、そのなかに9日にわたって断食するだけでなく眠りもしないという過激な行があります。

9日も何も食べず、しかも休むことなく念仏を唱え続けるのです。この間の体に何が起こっているかといえば、体内の細胞を壊してそれを栄養源として生き延びているはずです。だから9日の間保つだけの蓄えがあればいいですが、それがない人は修行の途中で亡くなることも考えられます。

これは極端な例ですが、ともあれ体の中に入れるものはとても大切です。では、脳に良い食べものは何があるかと考えたとき、血管を健やかに保つ食事は何かという問いにいい換えられます。そのためには、血液の状態を意識する必要があります。

その意味では、何より大切なのが水分です。成人の血液量は、平均すると男性が体重の約８％、女性で約７％といわれています。その血液は約55％が血漿、残りが血球に分けられます。血球とは、赤血球、白血球、血小板です。一方の血漿は、約９割が水分です。だから水分が不足すると血液が粘っこくなってしまうのです。

人間の体は、体重の約６割が水分で構成されています。血液はもとより、細胞内の水分によって体の機能は保たれているのです。だから水分をしっかり補給することが大切であり、人により違いはありますが目安は1日1ℓから2ℓです。

ほかにも血液をできる限りサラサラに保つ成分が、いろいろな食品に含まれています。ひと頃流行ったのが「ナットウキナーゼ」です。納豆に含まれる酵素であり、血栓を溶かす効果があると実証されています。さらに納豆には、原料の大豆にレシチン、サポニン、イソフラボンなどいずれも血液をきれいにする効果のある成分が含まれています。

ほかにも脂質の分解を促してくれる黒酢、血圧を下げる効果のあるヒスチジンを含むかつお節、抗酸化作用のあるβカロチンはニンジンに含まれていて、タマネギの香り成分アリシンには血液内の不要物を排出する効果があります。

また世界の食事のなかでも、「地中海食」は健康長寿に役立つとの研究成果があります。イタリアを中心とする地中海沿岸に暮らす人たちは、動脈硬化による疾患、具体的には狭心症や心筋梗塞、脳卒中などがかなり少ないため、研究者たちから注目されていました。そこでハーバード大学公衆衛生大学院のW・C・ウィレット教授が調査したところ、次のような特徴が明らかになりました。

・穀物、果物、野菜、豆類など植物性食品を多く摂る
・地産地消で加工は最小にとどめた、季節ものの新鮮な食材
・エキストラバージンオリーブオイルをたくさん摂る
・乳製品は毎日摂るけれども、比較的少なめ
・卵は週に4個未満
・赤身肉は頻度と量を少なく
・少々のワインを食事と一緒
(『世界一シンプルで科学的に証明された究極の食事』津川友介/東洋経済新報社)

こうした地中海式メニューの有効性は、アメリカでの看護師を対象とした大規模調査によっても裏付けられています。この調査の結果から、地中海食を食べている人ほど、テロメアが長い傾向にあると明らかになったのです。体内では細胞が常に分裂を繰り返し、新しい細胞に入れ替わっています。細胞分裂を繰り返すたびにテロメアは少しずつ短くなり、一定の長さより短くなると、その細胞はそれ以上分裂できなくなります。ということはテロメアを長く保てれば、細胞は新陳代謝を繰り返せるので若さを維持できるのです（『Mediterranean diet and telomere length in Nurses’ Health Study: population based cohort study』Crous-Bou M. et al. BMJ 2014;349:g6674）。

もっとも地中海式メニューそのままを日本人に当てはめるのは、難しいかもしれません。とはいえエキストラバージンオイルについては、認知症の予防効果がマウスでの実験で確認されています（『Extra-Virgin Olive Oil Preserves Memory and Protects Brain Against Alzheimer’s Disease, New Research at Temple Shows』https://medicine.temple.edu/news/extra-virgin-olive-oil-preserves-memory-and-protects-brain-against-alzheimers-disease-new）。もちろん、これはマウスを対象とした研究結果です

が、地中海食のメリットも含めて考えるなら、エキストラバージンオイルを少しずつでもとるよう意識するのは決して悪い話ではないと思います。

眠：眠りの意義を確認する

眠の一　2種類の睡眠を、どちらも大切にする

睡眠は、健康を維持するためにとても大切です。理解していながらも、睡眠不足となっている人も実は多いと思います。一般に歳をとると、眠りが浅くなるともいわれています。睡眠に関する研究については、特に人をモデルとした実験などを簡単には実施できません。そのため論文もいくつか出ていますが、現時点で結論には至っていません。

ただ、いくつか明らかになっている項目もあります。例えば睡眠中には、レム睡眠とノンレム睡眠が繰り返されています。レムとはRapid Eye Movementの略であり、目を閉じて眠ってはいるけれども、眼球は急速に動いているような状態です。つまり、体は寝ているけれども脳は起きている状態です。一方のノンレム睡眠では、脳も休んでいる状態で

いわゆる深い眠りです。このノンレム睡眠中に副腎皮質ホルモンが分泌されて、体の傷んだ部分を修復しています。

人の場合は、平均して睡眠時間の約８割がノンレム睡眠、約２割がレム睡眠です。夢を見るのは脳が起きているレム睡眠中で、この間には脳がリフレッシュされています。つまり眠っている間に脳も体も修復されているわけですから、十分に眠れなかったりすると、疲れがたまっていくのです。

私も研修医時代などには何度か経験しましたが、徹夜が続いて眠れなかったりすると、体調がおかしくなります。いきなり動悸がしてきたり、ときには冷や汗が止まらなくなったりした経験もあります。それでもまだ若かったので、徹夜明けに休みをしっかりとれば体調を復活できていました。ところが今となっては、そんな無理はできません。

レム睡眠、ノンレム睡眠、どちらもとても大切です。最近ではスマートフォンのアプリなどで自分の睡眠状態を簡単にチェックできます。

理想は眠りについたら、できるだけ速やかに深いノンレム睡眠に落ちていき、そこから徐々に浅いノンレム睡眠に移りながら最後に目覚めるパターンです。この間、ノンレム睡眠のあとにレム睡眠が、だいたい90分周期で繰り返されます。そして目覚める時間に向かって、レム睡眠の時間が少しずつ長くなっていき、自然に目覚めます。このような睡眠をとれると「ぐっすり眠れた」感じになります。

［図表6］　レム睡眠とノンレム睡眠イメージ図

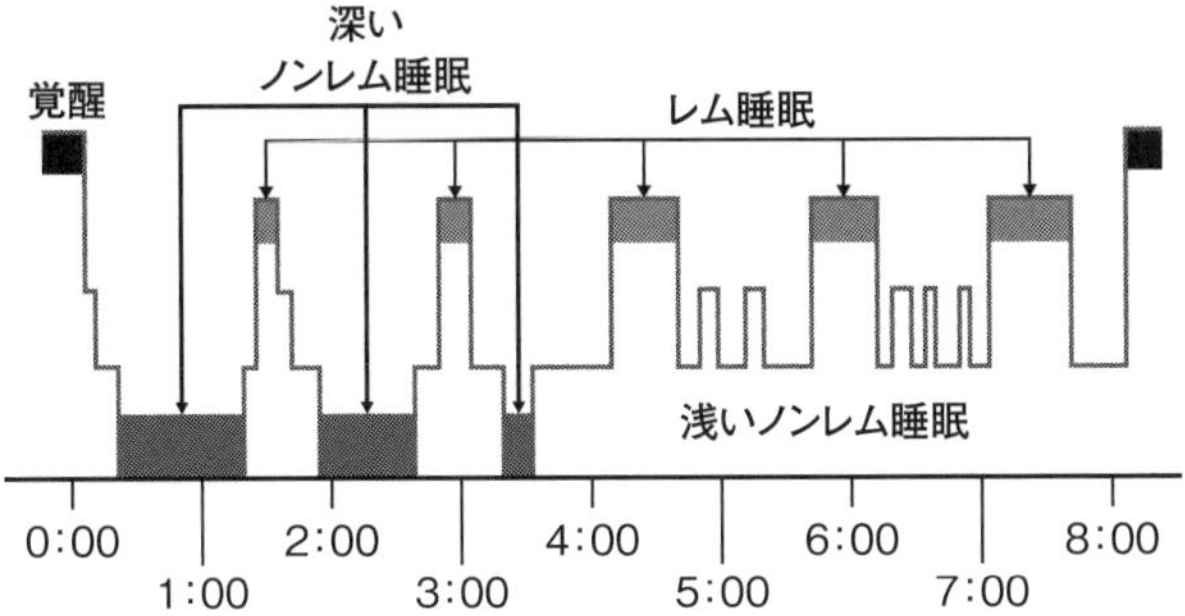

眠の二）眠りにつく前は、副交感神経を意識する

質の良い睡眠、そのカギを握っているのが自律神経のバランスです。自律神経には、交感神経と副交感神経があります。交感神経は主に体を動かすときに働き、副交感神経は逆に体を休めるときに働きます。

眠るときに大切なのは副交感神経です。胃腸の動きなどを支配しているのも副交感神経ですから、食べたものの消化吸収は寝ている間に行われています。副交感神経が優位だと血管が広がって血圧も下がります。筋肉も緩められて、心拍数もゆっくりになるのです。逆にいえば、このような状態になっていないと熟睡はできません。

そこで大切なのは、眠りにつく前には交感神経を抑えて、副交感神経を高めるように準備することです。寝る前にはパソコンやスマートフォンなどのブルーライトを遠ざけるほうが良い、といわれるのはブルーライトが交感神経を刺激するからです。ほかにもカフェインやアルコールも同じように交感神経を高ぶらせます。

一方で副交感神経を高めるのに効果的なのが、眠りにつく2時間ぐらい前の入浴です。それも40度ぐらいのぬるめのお湯につかって体も心もリラックスできれば、自然に副交感神経が高まります。さらに体の奥のほうの温度をいったん高めると、それから温度が下がっていきます。こうして体温が下がると眠気を誘ってくれるのです。

副交感神経を高める準備を整えたうえで、さらに眠りを深くするための工夫もすると良いです。眠るときの環境は、できる限り真っ暗な空間で、音も聞こえないのが理想です。アイマスクと耳栓の利用も効果的です。

よく眠れたかどうかを判断する目安は、目覚めたときのすっきり感です。もし今、すっきり眠れていないのなら、自分なりに眠れる方法をいろいろ試す必要があります。誰でも1日のうち数時間は寝て過ごしています。その時間の質が高ければ高いほど、のちの人生の質の向上につながります。

住：脳を刺激するような空間で過ごす

住の二　脳の活性化を意識する

眠りの環境を整えたら、次は起きているときの環境です。良い眠りのためには静かで真っ暗なスペースが理想でした。けれども、起きているときの環境では、脳への刺激も意識したいものです。

ちなみに、脳を活性化させる方法の一つに、嘘があるそうです。嘘をついて、それをばれないようにするためには、次に何を言えば信じてもらえるかと考え続ける必要があります。当然、それまでに話した内容との整合性がなければ相手から「何かおかしくないか」と疑問をもたれてしまい、そうなると嘘がばれてしまいます。

もちろん、人を陥れるような嘘は許されません。けれども、ゲームであれば騙し合いっこでも罪もないはずですから、脳の活性化ゲームとして嘘つき合戦は面白いと思います。

将棋や囲碁も、一種の化かし合いと考えられます。自分の打ち手、その本当の狙いを悟られないためにあれこれと作戦を考えるわけです。だからゲームに集中しているときなど、脳はとても活性化されています。

私の病院に来られる患者でも、囲碁や将棋を嗜んでいる方はたいてい頭もしっかりされています。あるご夫婦の場合などは、ご主人は囲碁をずっと続けていてしっかりされていますが、奥様は特に趣味などがないためか、少しずつ認知症が進んでいます。年齢はほぼ同じなのに、頭を使う趣味のあるなしで違いが出ているのかもしれません。

もちろん囲碁をすれば認知症を防げると断言できるわけではありません。ただ、もしこの二人が、夫婦そろって同じ趣味に取り組まれていれば違った結果になっていたのではないかと思うと、普段の生活環境もとても大切だと思います。せっかくご夫婦そろって同じ空間の中で暮らしているのだから、何かを一緒にして、お互いの脳を刺激し合えたら、もしかすると認知症になるのを抑えられたり、仮になったとしても進行を遅らせたりすることができたかもしれません。

安眠を考えるなら寝室は別々のほうがよいとも思います。けれども、人が自然に集って話が弾むような場所も大切です。それでなくても、今はせっかく一緒にいながら、お互いがスマートフォンで違うものを見ていたりしがちです。顔を合わせて会話する、そんなリアルなコミュニケーションがもたらす、脳への刺激を見直してもらえればと思います。

住の二）誰かと触れ合える空間を確保する

人と接すると、脳は刺激されます。一緒に住んでいる人がいる場合はお互いに話をしたり、散歩してみたり、同じ趣味をもつのも一つです。孫がいるなら、その相手をするのも脳を刺激してくれます。

子どもを相手にするのであれば、小学生の登下校の際の見守りボランティアや、子ども食堂のお手伝いなどもあります。いずれも自分の脳にとって刺激を与えてくれる活動であり、同時に子どもたちの役に立つ行動でもあります。

このように「誰かの役に立っている」と思えると、その思いは生きがいにつながっていきます。もちろん現役で仕事をしているときには、仕事そのものが人の役に立っていて、だからこそ対価として給料などの報酬を得られていたわけです。定年になって仕事をやめた人のなかに、急激に元気がなくなるケースが見られるのは、この「誰かの役に立っている生きがい」を感じられなくなるからだと考えます。

今では誰かの役に立つために使えるロボットも開発されています。最近、距離や身体的問題によって行きたいところに行けないとき、もう一人の自分の役割をしてくれるロボットとしてOriHimeという分身ロボットというものが開発されました。これを使えば、寝たきりで声を失っても会話できたりします。また、ロボットではありませんが急速に進化しているメタバースを活用すれば、遠くにいる人とでもリアルに近いコミュニケーションをできるようになります。医療の世界でも、ダ・ヴィンチというロボットを遠隔操作して行う手術が実用化されています。

仮に今40歳だったとしたら、20年後の社会がどのようになっているかは想像もできないと思います。それでも、これまでの20年間の進化を振り返って予想するなら、おそらくはコミュニケーションがさらに充実、活性化する方向に世の中は進んでいくと思います。そのような可能性も踏まえて、新しい技術になじんでおくと、これも脳の活性化につながります。

住の三）五感を刺激する住空間に住む／視覚

今、日々を過ごしている環境は、いろいろな条件を考慮したうえで手に入れた空間だと思います。今のようにテレワークが普及する前なら、住まいを考える際の重要な条件は通勤の利便性でした。子育て世代であれば子どもにとっての環境も考えていたでしょうし、逆にリタイアした方なら老後を静かに過ごせる場を選んでいるかもしれません。

そこで考えたいのが、その空間が心地よく脳を刺激してくれているかどうかです。具体的には五感にとって、といっても味覚は別ですが、良い刺激を与えてくれる空間です。だからといって大自然の中に引っ越しましょう、などと大層な話ではなく、ちょっとした工夫で今の生活環境を五感にとって心地よい空間に変えられるのです。

まずは視覚です。起きているときには適度な刺激、目に心地よい情景などが望ましいです。もちろん眠るときには刺激はゼロが理想ですが、目が覚めているときに視野に入るものは必ず脳に何らかの刺激を与えています。

　なぜ、グリーンなど観葉植物を部屋の片隅にでも置くとよいのかというと、植物の緑にはストレス軽減効果があると実験によって確かめられているからです（「生理および心理反応による観葉植物の癒し効果」電気学会ケミカルセンサ研究会資料（電気学会研究会資料））。ほかにも歯科医の診察室に植物を置いた実験により、緑には緊張を緩和する効果が報告されています（「緑化が被験者に与える緊張感の変化　歯科医診察室を事例として」東京農大農学集報、53(2)、184-188（2008））。公園などに行って緑に触れるだけでも、気分が爽快になるのにはきちんとした裏付けがあるのです。

　このように気持ちを和ませてくれる植物などを置くのがよいとして、では視界にいやでも入ってくる部屋の中は片付いているほうがよいのか、それとも整理整頓されていなくてもよいのかというと、この問いに対する答えは「人それぞれ」というしかありません。

　もちろんきれいに片付いているのが悪いなどというわけではなく、それも一つの理想です。見た目の心地よさは脳にも快適な刺激となります。

　一方で散らかっているからだめとも、一概にはいいきれません。ごみ屋敷のような状態はともかくとして、ある程度散らかっていながらも、何がどこにあるのかをしっかり把握しているというもの脳には良い状態なのです。

要するに人からどのように見られるかではなく、自分にとって必要なものがどこにあるのかを脳がきちんと把握しており、そこに何か新しいモノが加わるときには、どこに置けばよいかを改めて考えたうえで整理しているのなら問題ないということです。それらの一連の作業において脳は無意識のうちに活性化しています。

人からどう見えようと、それはあまり気にする必要はありません。自分がしっかり覚えていればそれでよいのです。ただし、次から次へとわけの分からないものをどんどんもち込んでしまい、自分でもどこに何があるのかさっぱり分からないような状態だけは避ける必要があります。

住の四）五感を刺激する住空間に住む／聴覚

住空間で次に考えたいのは音です。ただし、音の問題も例えば住宅の立地などに左右されます。ここではいったん、屋外の音は室内には影響しない前提で考えてみます。

部屋の中での音といえば、ＢＧＭがあります。ＢＧＭといってもさまざまな種類がありますす。大きな病院などでは、待っている患者に少しでもリラックスしてもらうため、クラシック音楽などを小さめに流しているケースが見られます。

ほかにも環境音楽と呼ばれるジャンルがあり、これは文字どおり環境に溶け込んだ音楽を指します。意識して聴かせることを目的としないので、テンポがスローだったり盛り上がりがなかったりと落ちついた雰囲気をもつのが特徴です。

ただし音に対する嗜好性は人により大きく異なります。クラシックを快適に感じる人がいれば、もっと快活なサウンドのほうを好む人もいます。ですから、まず自分は何か音が鳴っているほうが気分が良くなるのかどうか考え、音のあるほうが良いのなら、ではどんな音が好みなのかと探してみるのです。

その際には、ＴＰＯも考える必要があります。誰かが一緒にいる場合なら、その相手にとっても心地よいのがベストであり、万が一にも不快にさせたりしないような心配りが必要です。

住の五）五感を刺激する住空間に住む／嗅覚

住環境で意外に見過ごされがちなのが、嗅覚です。もし今暮らしている空間に、何らかの匂いが漂っているとしても、それがいつものものであれば、おそらくはそれを意識しないはずです。それほど匂いに対する意識は薄いものです。四六時中感じている匂いが、改めて意識に上ったりするのは、旅行などで何日かぶりに家に戻ったときだと思います。

ということは、改めて香りをうまく使えば気分転換になり、脳にも心地よい刺激を与えてくれるということです。そして香りは手軽にさまざまなものが手に入るのも特徴です。

個人的な話をすると、紅茶の香りにはなんともいえない癒しを感じます。これは完全に個人の嗜好レベルの話なので、コーヒーから癒しを得る人がいれば、緑茶じゃなければという人もいると思います。

ポイントは、例えば癒しを感じたいときに、自分にはどんな香りが向いているのかと、考えながらいろいろ試してみることです。自分にとって心地よい香りとは、すなわち自分の脳が心地よいと感じる香りです。

探せば、そんな香りはいくつも見つかるはずです。そして心地よい香りがたくさん見つかれば、それだけバラエティ豊かな香りライフを楽しめます。

緑にストレス軽減やリラックス効果があるように、花にも同じような効果があります。緑も花も、種類によっては香りのはっきりしているものがあるので、自分に合う香りのものを見つければ、視覚と嗅覚の両方から癒し効果を得られます。

住の六）五感を刺激する住空間に住む／触覚

住空間での触覚については、起きている間はほぼずっと刺激され続けているにもかかわらず、ほとんど意識されない体の部位があります。それは、足の裏です。裸足でいるならいうまでもなく、靴下をはいていても、さらにスリッパを使っていたとしても、常に足の裏には何らかの刺激が加えられています。しかも足裏への刺激は脳につながっています。

日本のなかでもごく一部の世界にいる人たちは、足裏の徹底的なトレーニングに励んでいます。それは相撲取り（力士）です。彼らは素足で土俵に立ちます。その勝負においては、足での踏ん張りが重要な役割を果たします。だから、まず足の指を自由自在に動かせるように鍛えあげるのです。名横綱として知られた貴乃花関などは、足の指をそれこそ思うように動かせたと聞きます。

そして足指トレーニングは、脳にも良い刺激を与えてくれるのです。これは実に理にかなった話であり、普段動かさない部分を動かすと、その部分と神経でつながっている脳の部位が活性化されます。つまり、動かさないから活性化されていなかった脳の部位に、体を動かすことによってスイッチを入れられるのです。

［図表7］ 足指トレーニングの例

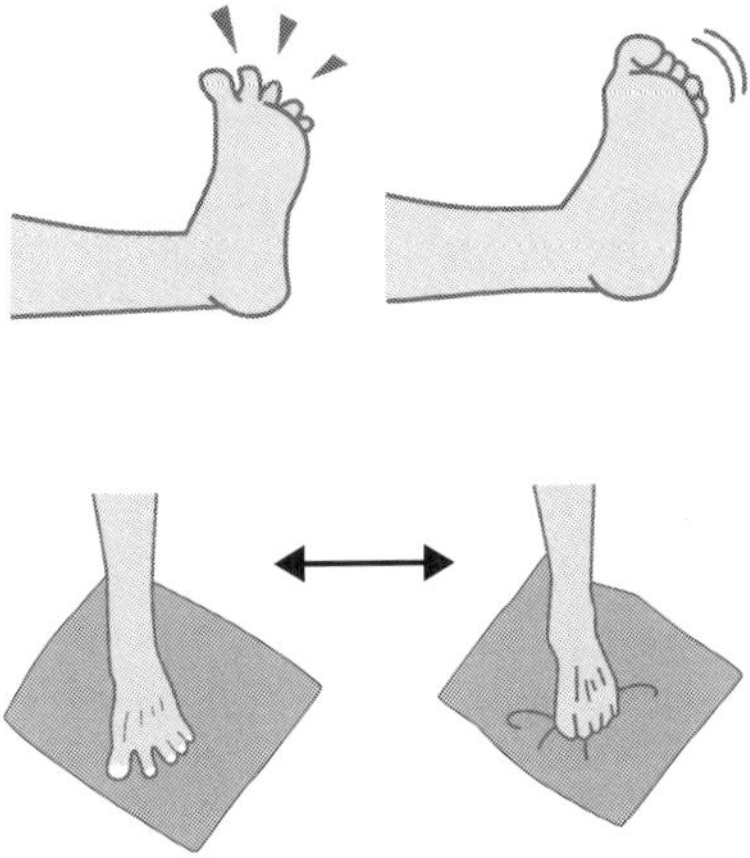

足指トレーニングのやり方はさまざまです。まずは、足の指を大きく広げて、どの指の間もくっつかないように開けるか試してみます。最初はできなくても、続けているうちにできるようになるはずです。あわせて、足の指をすべてぎゅっと握るよう

にできるかどうかも試します。これができるようであれば、床の上にタオルを引いて、それを足の指だけで寄せてくるトレーニングをすると、指の活性化から脳にも刺激が届きます。あとは親指だけを上げたり下げたりするのも、良いトレーニングになります。

足の裏には全身のさまざまな部位につながるツボもあります。こうしたツボを刺激してくれるマットなどもあるのでそれを住まいのどこかに置いておき、毎日決められた時間にその上に立って足を刺激し、そのときには一緒に足指のトレーニングも行うなどという習慣を早いうちからつけておくと、歳をとったときに違いが出る可能性が高いです。もちろん、高齢になってからでも、足への刺激は有効です。

住の七）時には屋外で五感を解放してみる

住環境についてもう一つ忘れてはならないのが住まいの外、つまり屋外です。といっても、山の中や海沿いでキャンプなどと構える必要はまったくありません。要は、普段とは周りの環境を変えて、脳にいつもとは違う刺激を与えるのが大切なのです。

ですから自然のなかに入っていくのも効果があり、人によっては、都会の雑踏のなかでたたずんでみるのも効果があります。いつも目にしないような光景を見たり、住まいのなかでは聞こえてこない人の話し声を聞いたりするだけでも脳は確実に刺激を受けます。ただし、人によっては人混みのなかにいるだけで疲れてしまう人もいるので、自分がどういうタイプなのかあらかじめ考えたうえで行うよう注意が必要です。

人混みではなく、穏やかな自然のなかに身を包まれるのは、多くの人にやすらぎをもたらすはずです。例えば私の場合、森のなかの樹の下に座ってじっと目を閉じていると、視覚以外の感覚が心地よく刺激されます。

よく人が得る情報の8割は視覚から、といわれます。この8割という数字には、実は確固とした根拠はないようです。ただ8割が正しいかどうかではなく、視覚情報が優位であるのは間違いないところですから、目を閉じて視覚を遮断すると他の感覚が鋭敏になるのです。こうして普段あまり意識していない感覚が鋭くなると、それにより脳が活性化されます。

また視覚に関してなら、日頃あまり目にしないものを見るのが、良い刺激となります。例えば絵画や美術品、あるいは演劇などのパフォーマンスなども、できれば生で見たほうが画面越しよりもはるかに多くの情報量を得られます。音楽を聞きにコンサートに出向く、動物たちと触れ合う、その臭いに刺激を受けるために動物園などに行ってみるのも一案です。

逆にいえば、動くのが面倒になったからといって、家のなかに閉じこもるような状態は避けるべきです。適度な刺激は脳の活性を維持するために欠かせないのです。

遊：人と楽しく関わりながら脳を刺激する

遊の二 一人で遊ぶより、誰かと一緒に楽しむ

家の外に出るときには、誰かと一緒に過ごすのを目的にするのも一案です。それも、できるなら自分とは異なる年代の人、理想は自分より若い人とともに過ごすのです。

よく笑い話で出てくるのが、病院の待合室ネタです。お年寄りが何人か集まっていて、来ていない人のうわさ話をする。

「今日、○○さん来てないけれど、どうしたんでしょう。もしかして、どこか具合でも悪

くされたのかしら……」

病院に来ていないということは健康である証拠なので、病院に何をしに来ているのですかと突っ込みたくなります。特に高齢者が集まると、話す内容にも新鮮さが欠けがちになり、それではせっかく人と会って話しているのに脳の活性化につながりません。

だから若い人から刺激をもらうのが得策です。同じような年格好で境遇も似ている人だと話が合いやすいし、気分的にも楽かもしれません。けれども、脳に楽をさせるのはよくありません。過度になっては逆効果ですが、常に若干のストレスのかかっているような状態が、脳の活性化を保つのには有効です。その意味で若い人と遊ぶのは、とても良い活性化になります。

同年代の集まりに行くとしたら、それまでに参加した経験のないようなテーマが望ましいです。ずっと文系一筋でやってきた人が、例えば生命科学の最先端のセミナーに行ってみる、逆に理系の技術者だった人が、日本経済について語るような講演会を聞いてみるなどです。

いつも同じメンバーがいて変わらずに自分を受け入れてくれる場所を1つか2つキープ

しておきながら、少しチャレンジングな機会にも思いきって顔を出してみることです。マンネリ化を避けるよう心掛けるのがベストです。

こうした習慣は、できれば早いうちに身につけられればよいですし、だからといって歳をとってからではできないわけでもありません。大切なのは「何か面白そうなことはないか」と常に好奇心をもち続ける姿勢です。

遊の二）場所を変える効果に注目する

私は以前、アメリカに留学する際に日本での住まいを人に貸し出したことがありました。そこそこ長い間海外にいる予定で家を買ったローンもあるので、不動産会社に貸し出しできませんかと相談しました。すると不動産会社が見つけてきてくれた相手が作曲家の人でした。不動産会社がいうには「作曲家は、すんなり出ていってくれるから安心ですよ」とのことです。

なぜ、作曲家なら退去の心配がないのかというと、作曲に何より求められるのはインスピレーションであり、そしてインスピレーションを得るためには、常に環境を変え続ける必要があるのだと教わりました。そんな人たちだから、たとえその貸家が気に入ったとしても、いずれは出ていってくれる、だから安心して貸し出せるという理屈です。作曲家は環境を変えて、脳に刺激を与えています。ここにヒントがあります。

例えば定年を期に、住む場所、住まいを変えてしまうのもアイデアです。暮らしの環境が変われば当然気分が変わり、毎日目にする情景も変わります。その結果、新しい刺激がどんどん脳に入ってきます。

住環境という点では、現役世代でもテレワークが普及しつつあるのだから、住まいに関して今よりもっと自由に選択できる可能性が広がっています。大手通信企業のなかには、これからは在宅勤務を基本として、出社を出張扱いとすると宣言するところも出ています。在宅勤務が当たり前となれば、住む場所の選択肢は大きく広がります。

住む場所が変われば、遊び仲間も新しい知り合いと出会えます。まずは地域のクラブやサークルを当たってみる、コミュニティの情報誌などを探してみるなどして、そのなかに興味のもてるものが見つかれば足を運んでみるとよいと思います。

もう一つ、これは無責任な気持ちでやってもらうわけにはいきませんが、新しい人間関係をつくるきっかけとしては、地域の子どもたちが格好の接点となってくれます。登下校の見守りをしたり、子ども食堂でお手伝いをしたり、子どもたちのみずみずしい感性に触れるのは、脳にとってとても良い刺激となります。

また自治体の多くがリタイアした人材の活用を手掛けています。体が動くのであれば、無理ない範囲でこうした事業で働くのも脳にはとても良い活動です。もちろん、これは仕事であり遊びではありません。だから適当に手抜きをして取り組んでもらったりしては困りますが、とはいえたとえ少しであっても、自分が社会の役に立っているというのは大きな生きがいとなることです。

遊の三）頭を使う遊びが望ましい

人と一緒に楽しむ遊びは、いろいろあります。なかでも手軽なのが、囲碁将棋や、麻雀などです。特に麻雀は、囲碁や将棋とは違って誰にでも勝てるチャンスが巡ってきます。囲碁や将棋ならよほどハンディでもつけてもらわない限り、強い人には勝てません。勝てなければやはり面白くなく、だから自然と足が遠ざかってしまうといった流れで、悪い循環に落ちてしまいます。

けれども麻雀は、その日の運に左右される部分も大きいゲームです。だから誰でも「今日は勝てるかも」とワクワクしながら遊ぶことができるのです。

頭を使う遊びといえば、少し特殊ですが競馬もそうです。ただし、強調しておきたいのが「賭けないで楽しむ」姿勢です。賭けを行わなくとも、勝ち馬を予想するのはかなり高度な脳トレーニングになります。

競馬新聞などを見れば、各馬ごとにそれまでの成績などきめ細かな情報が書かれています。それらを見ながら、さらに同じレースを走る別の馬についてもいろいろと調べながら予想を立てるのです。お金を賭けなければわざわざ競馬場まで乗り込んでいき、パドックで馬の調子を自分の目で確かめる必要もありません。自分なりの予想さえ立てられたら、あとはのんびりテレビで観戦していればよいのです。お金を賭けなくても、十分楽しめると思います。

同じように知的ゲームを楽しむなら、ボードゲームもあります。ゲーム盤を使って楽しむボードゲームは、ヨーロッパでは盛んに行われています。例えばバックギャモン、チェス、リバーシなどもボードゲームの一種であり、囲碁や将棋も日本流のボードゲームです。

こうしたゲームも今ではネット上で対戦できるようになっています。ただ脳への刺激を考えるならできればリアルで対面したいものです。なぜなら、対面している相手からは、モニター越しでは伝わってこないさまざまな刺激を得られるからです。

学：脳を活性化するために学び続ける

学の一）　何であれ、何かを学ぶと脳は刺激を受ける

楽しく頭を使う方法は、遊びのほかにも学びがあります。謎解きクリエイターの松丸亮吾さんが出されている『東大ナゾトレSEASON』シリーズなどは、ベストセラーになっているだけあって、興味深く面白い問題がたくさんあります。独特の面白さを言葉で説明するのはとても難しいので、興味があればぜひ一度挑戦してほしいと思います。おそらく、これまでで初めて経験する、謎解きの楽しさに引き込まれると思います。

あるいは、土日の新聞でよく見かけるようになったのが間違い探しやクロスワードパズ

ル、数独などの知育ゲームです。これも新聞の読者層を考えれば明らかに高齢者向けのページだと考えられますが、やってみると意外に奥が深いのです。特に間違い探しなどは、よほど注意深く見比べないと、どこが違うのか分からないので、視覚を中心として脳をしっかり活性化してくれます。

クロスワードパズルなら、これまでの知識がものをいいます。つまり記憶の奥底にしまってある何かを思い出そうと、自然に努力するようになります。もちろん、これも脳を刺激してくれます。

頭を使う意味では、数独もよく考えられたゲームです。ルールは簡単で単純、けれども正解にたどり着くのは決して容易ではありません。名前こそ「数学」につながる「数」が入っていますが、パズルを解くためには特別な数学的能力が必要というわけではありません。ただし、考え抜かなければ完成はできず、ということは脳にはとても良い刺激となるわけです。

これらは遊びと学びの境界上にあるようなゲームです。その意味では、遊びながら学び、学びを遊びのように楽しめば、結果的には脳にとっては良い刺激となります。

学の二） 読書は脳を活性化するための王道

ゲームのような面白さはないかもしれませんが、それでも楽しみながら脳を活性化してくれるのが読書です。どの本を読めばよいかという質問に、正解などありません。要は読んで面白そうだなと思う本を読み、いざ読んでみて、もう一つ面白くないなと思ったらあっさりそこでやめてよいのです。

脳を活性化するための読書なのだから、学生時代のように読んで学んで身につけるような読み方をする必要はまったくありません。楽しい、面白い、ワクワクする、次はどうなるのかな……そんな気持ちになれればそれで読書の目的はほぼ達成されています。つまり、その間に脳はとても心地よい刺激を受けているのです。

ちなみに個人的には推理小説が大好きで、デジタル版ではなく紙の本でなければならないと思っています。なぜなら、優れた推理小説には至るところに伏線が張り巡らされており、読み進むにつれて「あれ！　これはあのときの話につながるのでは？」と思いついたときなどは、すぐにそのページに戻って確かめる必要があるからです。

ところが、デジタル版ではそう簡単にはいきません。紙の本だと、だいたいこのページあたりだったな……と、本というリアルなモノの視覚情報として記憶しています。その記憶を呼び覚ます作業も、脳にとっては心地よい作業となるのです。

デジタル版だったら検索すれば一瞬で場所を探せますが、脳はほとんど使われていません。せっかく本を読むのだから、それも楽しみとして読むのだから、効率性よりも脳に良い読み方をしてみるのも一興です。

もちろん研究論文などは、今ではすべてがＰＤＦで配布されるようになっています。インターネットで検索さえすれば必要な論文を瞬時に入手できるのは、研究に携わる人間にとっては極めて大きなメリットです。

ただ、じっくりと考えて読み込みたい論文はやはりあえてプリントアウトして、アンダーラインを引いたり、メモを書き込んだりして考えながら読んでいます。

こうしたやり方は、おそらくデジタルネイティブ世代とは、まったく異なると思います。もちろん、iPadなどのタブレット端末を使いこなせるようになれば、デジタルペンを使って紙にメモするのと同じ感覚で読めるのは分かっています。

情報の入出力におけるアナログとデジタルの違いが、脳にはどのような違いをもたらすのかに関しては、今後の研究課題だと思います。

学の三）学び直しの機会を活用する

２０２２年の４月に、歌手の橋幸夫さんが京都の大学に入学するというニュースが流れました。78歳にしての学び直しは、すばらしい決断だと思います。

18歳年齢の減少に伴って、新たな学生ターゲットとして高齢者を受け入れる大学が増えています。あるいは「シニア大学」などで検索すると、全国の地方自治体や福祉法人などが運営する高齢者向けの学びの場がいくつも見つかるはずです。

これまでもシニアを対象とした趣味のクラブやサークルなどは、たくさんありました。これからはそのような世代を対象として、しっかりとした学びの場を用意する動きが活発になっています。

学びが、脳の活性化に良いのはいうまでもない話です。学んでいるうちに自分なりのテーマを見つけて、より深い研究に挑戦する人も出てくることが期待されます。

あの伊能忠敬が日本地図をつくろうと動き始めたのが55歳のときです。それから17年をかけて日本全国を測量して『大日本沿海輿地全図』を完成させたのは72歳です。今どきのシニアは、20年前のシニアと比べるなら、体力的にも脳力的にも、ざっと10歳は若いと考えています。

だから、まだまだ学べるし新しいテーマにチャレンジできます。そこで一つぜひ挑戦してほしいのが、若い世代への「教え」です。その対象は、子どもたちでも中高生でも20歳代の若者から中年でも誰でも構いません。

自分の人生を振り返ってみれば、これだけは人に教えられるほど究めたといえるテーマを、一つぐらいはもっている人も多いはずです。であればそれを伝えるのはあとに続く世代に対する義務とも考えられます。

そのうえで、教えるためには自分の知識の棚卸しが必要であるのを自覚する必要があります。自分がきちんと理解できていない内容を、人に分かりやすく伝えることなど不可能です。

つまり教えようと思えば必然的に頭を使うことになります。教えは脳にとっての最高の刺激の一つなのです。

［第5章］

脳の健康を保てば不老長寿は手に入る

いつの時代も不老長寿は人類の願い

不老不死は、約２２００年前に史上初めて中国を統一した秦の始皇帝の願いでもありました。始皇帝は部下の徐福に、不老長寿の秘薬を探す旅に出るよう命じます。その徐福は、旅の末に日本にたどり着いた――、そんな伝説が日本各地に残されています。権力を得たものの願いは、いつの時代も不老不死なのです。

１年ほど前MIT Technology Reviewを読んでいたとき、２０２１年９月４日の記事タイトルに「不老不死」を意味する言葉を見つけて興味をもちました。

”Meet Altos Labs, Silicon Valley’s latest wild bet on living forever”

サブタイトルには”Funders of a deep-pocketed new "rejuvenation" startup are said to include Jeff Bezos and Yuri Milner.”とあります。Jeff Bezosとは、あの巨大企業Amazonの創始者であり、Yuri Milnerはロシア生まれで主にシリコンバレーの超ハイテク企業を専門とする投資家です。いずれも巨額の資産をもつ、まさに現代の権力者ともいうにふさわしい人物です。

このAltos Labsという会社が目指すのは、人間の細胞をリプログラミングする技術開発のようです。そして細胞のリプログラミングといえば、まず思い浮かぶのがiPS細胞です。細胞に「山中４因子」と呼ばれる４つの遺伝子を導入すると、幹細胞のような状態に初期化される、つまり細胞のリプログラミングが起こるのです。これを発見した京都大学の山中伸弥教授はノーベル生理学・医学賞を受賞しました。

だから当然という話ではないのかもしれませんが、２０２２年1月19日にCiRA（京都大学iPS細胞研究所）は、山中伸弥教授がAltos Labs社の上級科学アドバイザーに就任したというニュースを発表しました。

アメリカやロシアの富豪が資金を提供し、山中教授をはじめとする世界中の研究者たちがその知力を提供しています。現代の不老不死を求める旅は今始まったばかりです。とはいえここ最近の長寿に関する研究の進化を考えるなら、この先では10年も経たないうちに世界中を驚かすような研究成果が出てもまったく不思議ではありません。

ほぼ倍まで延びた平均寿命

2020年の日本人の平均寿命は男性が81・64歳、女性が87・74歳です。今から130年ほど前の1891（明治24）年から1898（明治31）年の平均寿命は、男性が42・8歳、女性が44・3歳ですから、今の平均寿命と比べれば、ざっと40年も短く、130年ほどで日本人の寿命はほぼ倍近くまで延びました。

寿命がこれほどまでに延びた背景にあるのは、食生活と衛生環境の大幅な改善に加えて、もう一つ大きいのが医療技術の進歩です。なかでも外科治療の進歩には著しいものがあります。具体的には抗生物質により手術後の感染リスクが抑えられるようになったこと、麻酔や輸血技術の進歩、人工心肺や人工呼吸器などの医療機器の開発などが挙げられます。内科の領域でも、やはり抗生物質が大きな役割を果たしていて、結核、肺炎、胃腸炎などの治療に役立てられるようになりました。さらには抗がん剤の開発も進められるなど化学療法の普及も大きく貢献しています。一方では、レントゲンをはじめとする予防面の医療技術も大きく進歩しました。

これら医学的な技術の進歩と、医療保障や医療供給体制の整備などがあいまった結果として、寿命が大きく延びてきたのです。しかも生命科学は、さらに急激な進化を続けています。これから先も研究は推し進められ、その恩恵を受けて寿命は延びていく可能性が高いと思います。健康寿命１２０年、そんな時代が本当にすぐそこまでやってきている可能性があるのです。

日本では、１８９１（明治24）年から一貫して女性のほうが長生きです。女性が長生きなのは日本に限った現象ではなく、世界的に見られる傾向です。

女性のほうが長生きである理由は、おそらく生物学的に決まっているといわれるものの、まだ完全には解明されていません。ただ霊長類全般で見ても、オスのほうがメスよりも寿命が短い実態が明らかになっています。生物学的には女性がベースであり、男性は発生段階における変形によって体がつくられてくるわけです。だからベースのままの女性のほうが長生きなのは、当然なのかもしれません。

脳だけが不老不死になる夢

２０１６年にアメリカでNeuralink社が設立されました。創業者は宇宙開発企業スペースXや電気自動車企業テスラなどの創設者として知られるイーロン・マスク氏です。Neuralink社　は「Understanding the Brain、Interfacing with the Brain、Engineering with the Brain（脳への理解、脳との連動、脳との協働）」をテーマに掲げて、人間の脳とコンピュータの接続を目指しています。

同社の発表によれば、極細の電極を脳に３０００本ほど埋め込み、その電極で脳波を記録するとあります。埋め込んだ電極を使えば、脳波の記録だけでなく、脳の直接刺激もできます。もっとも、このように外部から脳と直接やり取りする技術自体は、ＢＭＩ（Brain Machine Interface）と呼ばれて、１９６０年代から研究が進められてきました。

ＢＭＩ研究の成果はすでに出ていて、四肢の麻痺した患者の脳に電極を埋め込んで、患者が念じただけでロボットアームを操作する実験に成功しています。この研究成果は「Nature」にも掲載されました（「Reach and grasp by people with tetraplegia using a neurally controlled robotic arm」)。

Neuralink社が目指しているのは、こうしたＢＭＩ研究の延長線上にあるものです。ただ従来のＢＭＩとの違いは、使う電極の数をケタ違いに増やしている点にあります。一つのチップに３０００個ほどの電極が埋め込まれていて、さらにこのチップを数個、脳に埋め込みます。

しかもチップの埋め込みは人間ではなく、ロボットにやらせるのです。脳内には毛細血管が張り巡らされているため、それを傷つけずに手術するのは、ベテランの医師でも決して簡単な作業ではありません。ましてチップのようなモノを埋め込むには、細心の注意が求められます。その作業をNeuralink社では、ロボットにやらせるのです。

この技術を、ブタを対象にして試す実験が２０２０年に行われました。実験ではブタの神経活動をチップから得て、そのデータがコンピュータに記録されました。もとよりこの技術がすぐに、そのまま人に応用されるとは考えられませんが、脳科学の可能性を大きく広げる可能性は間違いなくあります。例えば、どうしてもギャンブルにハマってしまう人の神経活動にはどのような偏りがあるのかが分かれば、対処法を考えられる可能性が出てきます。

仮に人の脳内の情報をすべてコンピュータに記録できるようになれば、考え方によってはその人がコンピュータのなかで生きているともいえます。それまでに形成された脳内ネットワークのパターンまで記録できれば、その後の新たな刺激（＝入力）に対する反応も再現可能になるといえます。まさに、その人がコンピュータとなり、永遠の生を享受できるかもしれません。

とてつもなくＳＦのような発想ですが、一人ひとりがコンピュータのなかで永遠の命を得るという、まさに不老不死の世界への扉がもう少しで開こうとしています。

人間の判断、ＡＩの判断

技術の進歩、そのペースには少しばかり恐ろしさも感じます。脳とコンピュータの接続もですが、ＡＩの発達についても、基本的にはとてもすばらしいと思いながら、懸念がまったくないわけではありません。

例えば、よくいわれるブラックボックス問題です。ディープラーニングによって組み立てられた、ＡＩのアルゴリズムを人は理解できません。そのようなＡＩに重要な判断をさせても大丈夫かどうかには疑問が残ります。

医療現場でも画像認識などでＡＩがすでに導入されています。臓器の異常判定などでは、膨大な画像を学習させて診断の正解率を高める工夫がされています。これなどは実用化レベルに達していますが、最後の判断はやはり医師が行うべきであり、実際にもそうなっていくと考えられます。

では、人間が判断すれば間違いを起こさないのか、というのも答えに困る問題です。医療ではなく車の自動運転などでは、人とＡＩのどちらが安全かといえば、おそらくは完全自動運転のほうが安全だと思います。なぜならＡＩには感情がないため、人のように一時の怒りに任せたあおり運転などは、決して行わないからです。

もちろん、完全自動運転社会になったとしても、例えば通信の突然の遮断による事故などを完全になくすのは難しいことです。けれども、確率的に考えれば、全体的に事故は減ると考えてよいのではないかと思います。少なくとも人が行うような意図的な危険行為を、ＡＩが起こす確率は限りなくゼロに近いはずです。

そう考えるなら、これからはＡＩに任せるべき判断、人が主体的に行うべき判断の区分けが厳しく問われる時代が来るのだと思います。

未来の恩恵を受けるために

脳の解明がどこまで進むのかはまだまだ分からないのが正直なところです。そもそも人間の脳は人間の脳で理解可能なのか、人間の脳を理解するためには人間を超えた次元から考える必要があるのではないか、そんな根源的な問題もあります。

けれども、脳が解明される可能性があるのなら期待して待ちたいですし、それまではなんとしても脳の健康を保ちたいと思います。であれば脳卒中に代表される脳の病気には絶対にならない、それぐらいの心構えが求められます。

そこで私のクリニックで実施している、誰にでもできることをお伝えします。

第1が、血圧の記録です。血圧の測定には、市販されている手首式血圧計を使います。これを手首に巻いてスイッチを押せば、1分ほどで血圧を測ってくれます。その数値を毎日記録しておくのです。私のクリニックでは「血圧手帳」を渡して記録してもらい、それを受診時に持ってきてもらいます。これを見れば血圧の変化が一目瞭然であり、白衣高血圧や仮面高血圧などにまどわされたりもしません。

　糖尿病の方なら、1～2カ月に1回採血して血糖値のコントロール状況を確認します。高脂血症の方ならコレステロール値を3～6カ月に1度チェックしておきます。面倒くさいといえば、確かにそうかもしれません。けれども、わずかこれだけの手間で脳卒中を防ぐことができ、その後遺症や寝たきりまでをも防げるのなら、それぐらいの時間をかける値打ちは十分にあるはずです。

　職場で年に1回行われている健康診断も、必ず受診します。高齢者には老人健診の案内が来るはずなので、欠かさず受診するのが大原則です。

「定期的に受診して、自分の体の変化をタイムリーに把握しておく」習慣が大切なのです。ポイントは変化です。何か変化が起これば、その背景には必ず何らかの原因があります。だから医師が知りたいのは、まず変化が起こった事実そのものであり、続いて変化の内容、そして可能であれば変化の原因です。

　脳卒中を起こすまでには、基本的に血圧が高くなる、血糖値が高くなる、コレステロールが高くなるなどの予兆ともいえる変化が起こります。医師としてはその変化を、できるだけ早い段階で知りたいのです。そのうえで問診すれば、変化を引き起こした原因に当たりをつけられます。すると対処法も思いつきます。

このようにこまめにケアを続けていけば、かなり高い確率で脳卒中を予防できるはずです。

認知症予防には脳の活性化を心掛ける

脳卒中についで脳の疾患で問題となるのが、認知症です。脳卒中については医学の進歩に伴い、その発症メカニズムから症状、後遺症などがかなり明らかになっています。発症メカニズムの解明により、予防法も確立されつつあります。

これに対して認知症は、まだまだ不明な点の多い疾患です。そのため治療法や治療薬も見つかっていません。ただ、認知症になりにくい生活習慣などはいくつか明らかになっています。

例えば食事については、地中海食がその一つです。高血圧、高脂血症、肥満、糖尿病などのいわゆるメタボリック症候群は、脳血管性認知症だけでなくアルツハイマー型認知症にとっても危険因子となります。つまりこうしたメタボリック症候群を予防できれば、認知症になるリスクを減らせるのです。

そのためには食事だけでなく、運動が効果的です。週に2～3回でよいので30分程度歩くのが好ましいです。国立長寿医療研究センターでは認知症予防の運動プログラム「コグニサイズ」を発表しています。

コグニサイズは、運動と計算やしりとりなどの認知課題を組み合わせた、認知症予防のための取り組みです。運動と同時に脳の活動も活発にして、認知症の発症を遅らせるのが目的です。

運動については、速歩きが健康に良いとのイギリスでの研究結果が、２０２２年４月の『Nature』に報告されていました（「Investigation of a UK biobank cohort reveals causal associations of self-reported walking pace with telomere length」）。この研究によれば、歩くのが速い人は、命の回数券であるテロメアが長くなるようです。速歩きするだけで、長生きできる可能性があるのなら、普段の歩き方を少し変えるだけでも効果があるわけです。

『老いなき世界』の衝撃

少し前の話ですが、２００８年にアメリカで公開された『ベンジャミン・バトン～数奇な人生』という映画があります。ブラッド・ピットが演じる主人公ベンジャミン・バトンのまさに奇想天外な生涯が描かれた映画です。

ベンジャミン・バトンは、生まれたときに80歳の老人でした。といっても体の大きさは赤ん坊、なのに顔はしわだらけの老人なのです。ところが体が成長するにつれて外見はどんどん若返っていきます。生まれて12年後には杖を突いて歩けるようになり、その後もどんどん元気になっていき、やがて世界旅行に出かけます。さらに若返り続けていき、いつの間にか10代の少年となり、最後は赤ん坊となって死んでいく……。人生についていろいろ考えさせられる映画でした。

ところがつい最近、ＣＮＮのサイトを見ていると、そのベンジャミン・バトンがタイトルとなった記事が飛び込んできました。「科学者が、マウスの老化を逆転させた。彼らのゴールは、人間でも同じように老化を逆転させることだ」という見出しの記事です。

いったいどういう内容なのかと記事を読み始めるとすぐに納得しました。なぜなら原文（英文）の見出しにあるScientistsが、デビッド・Ａ・シンクレアの研究チームだったからです。

シンクレア博士は、ハーバード大学医学大学院の教授であり、老化の原因と若返りの研究で知られています。その著書『LIFESPAN 老いなき世界』（デビッド・Ａ・シンクレア／マシュー・Ｄ・ラプラント／東洋経済新報社）は、かなり専門的な内容を含む医学系の書籍であり、なおかつ５００ページを超えるボリュームでありながらも、Amazonによれば２０２１年1月には10万部を突破していたようです。

シンクレア博士は「老化は病気である」、つまり病気であるならば治療可能であるというコンセプトを掲げました。老化に伴うさまざまな症状を病気として治療できるのであれば、老いから解放される可能性が出てくるということで、読者の興味を大きく引きました。

シンクレア博士によれば、人は１２０歳ぐらいまで健康に過ごせる可能性があるといいます。

にわかには信じがたい主張ですが、それがシンクレア博士の言葉であれば信憑性があります。なぜならシンクレア博士は老化研究に取り組むなかで、長寿遺伝子サーチュインのメカニズムを突き止めた人物だからです。

サーチュイン遺伝子の研究は、シンクレア博士の恩師、マサチューセッツ工科大学のレオナルド・ガレンテ教授が取り組んでいました。ガレンテ教授のもとで、シンクレア博士は酵母を使った老化の研究を始めます。研究を進めるなかでサーチュインの可能性を究めていき、２０２０年ついに実験室のマウスで老化を逆戻りさせたのです。具体的には視力の低下した老齢のマウスが視力を取り戻しました。まさに年老いたマウスが若返ったのです。

ＣＮＮの記事には「成人の細胞を幹細胞に変えることのできるタンパク質を用いて、シンクレアのチームはマウスの老化した細胞を以前のバージョンにリセットした（著者訳）」とあります。

長寿遺伝子サーチュインの力

サーチュイン遺伝子がもたらす長寿効果は、マウスだけではなくほかの生物モデルでも検証されています。日本では東京農業大学で名誉教授を務められている中川純一先生が『乳酸菌の長寿遺伝子サーチュインが果たす根源的な機能の発見：タンパク質合成と細胞分裂の制御』と題した論文を発表されています（東京農大農学集報、63(3・4)、93-104(2019)）。

研究の発端は細菌類におけるサーチュインの存在を確かめることでした。サーチュインに類似するタンパク質は大腸菌などで見つかっています。であるならば人の健康維持に利益をもたらしている乳酸菌にもサーチュインがあり、健康維持の長寿遺伝子となるのではないかとの問題意識を中川先生はもたれました。

そして研究の結果「タンパク質合成制御に加えて、サーチュインが細胞分裂と細胞形態形成という生命維持に本質的な機能をもつこと」が示されています。

長寿遺伝子サーチュインを説明すると、人のサーチュイン遺伝子では、SIRT1からSIRT7までの7種類が知られています。それぞれ細胞内で配置される場所が異なり機能も異なります。

なかでも重要なのが、SIRT1です。例えば血管の内皮細胞でSIRT1を過剰に発現させると、酸化ストレスに対する抵抗性を示して、血管内皮細胞の老化を抑制します（『長寿遺伝子SIRT1について』大田秀隆／日本老年医学会雑誌 47巻 1号（2010：1））。これはマウスでの研究成果ですが、ほかにも代謝が改善されたり、炎症を抑える効果も報告されたりしています。

サーチュインとは、まさに老化研究に取り組む世界中の研究者たちが注目する長寿遺伝子なのです。

どうすればサーチュインを活性化できるのか

シンクレア博士は『ベンジャミン・バトン』の記事のなかで、すぐにでもまねのできそうな方法をいくつか紹介しています。

その第一がカロリー制限です。マウスによる実験では、カロリー制限により老化関連疾患の発症を遅らせる効果が明らかになっています。もちろん栄養失調になっては元も子もありませんが、逆に今は飽食の時代ですから、少しぐらい思いきって食事を制限するほうがよいのです。1日2食にして、食事の間を16時間あけるとオートファジーも活性化して細胞の新陳代謝が促進されます。

まさに老化を防ぐための一石二鳥となるのが、カロリー制限です。ちなみにシンクレア博士は「1日1食しか食べない」と語っています。しかもその食事ではデンプンや糖分を最小限に抑えて野菜を多く摂っているようです。

次は運動です。といっても激しい運動をする必要はなく、軽い有酸素運動で十分です。例えばジョギングを30分程度、週に数回行えば、別名「命の回数券」と呼ばれるテロメアが短くなるのを抑えられます。このテロメアとは、細胞が分裂するたびに短くなっていく染色体の末端部分であり、これが短くなり過ぎると、やがて細胞は正常に分裂しなくなります。

新しい細胞ができなければ、老化が進み、ひいては命にも影響します。だからテロメアは「命の回数券」と呼ばれているのです。軽い有酸素運動を続ければ、命の回数券を増やしてくれるというわけです。

さらには少し寒い環境に身をおくことも効果的です。寒さは体にストレスを与えます。

人の体は心地よい環境に浸っていると緩んでしまいますが、適度なストレスにさらされていると各種の機能が活性化されるのです。ちなみにシンクレア博士は、ジョギングをしたあとに冷たいプールに浸かると語っています。

ただしいきなり冷水を浴びる行為については、少し注意が必要です。このところ「サウナで整える」のが流行っていますが、これは年齢を考えてやるべきであり、高齢者は控えたほうがいいと思います。

また、サウナでじっとがまんして、その後に冷水に飛び込むように体に過激に負荷をかける行動は、高齢者には絶対におすすめできません。そもそもサウナで体を熱するだけでも、高齢者の場合は脳梗塞になるリスクが高まります。歳をとると体の水分保持力が落ちているので、脱水症状に陥りやすいのです。そうなると脳内では血栓ができやすくなり、その結果、脳梗塞を発症しかねません。

体に入れるものでサーチュインを活性化する

サーチュインを活性化する各種のサプリメントにも期待が集まっています。その代表例がNMN（ニコチンアミドモノヌクレオチド）です。NMNは、ビタミンB3からつくられる食物成分です。

NMNの抗老化効果は、マウスを使った研究で確かめられています。この研究成果を発表したのが、ガレンテ教授とマサチューセッツ工科大学でともに研究に取り組んでいた今井眞一郎（現・ワシントン大学医学部発生生物学部門・医学部門）教授です。

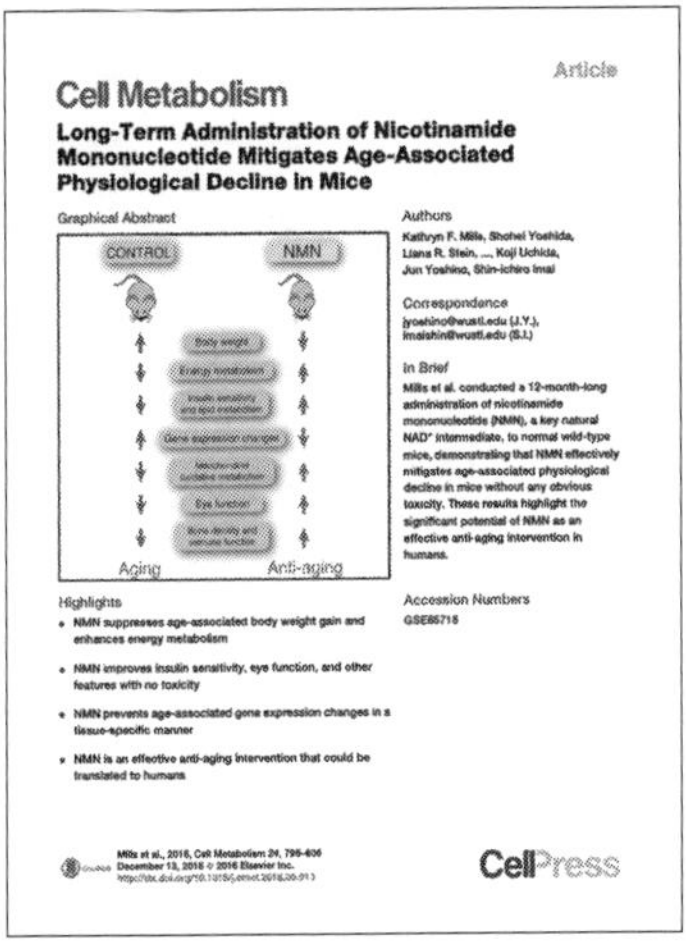
Article

Cell Metabolism

Long-Term Administration of Nicotinamide Mononucleotide Mitigates Age-Associated Physiological Decline in Mice

Graphical Abstract

Highlights

- NMN suppresses age-associated body weight gain and enhances energy metabolism
- NMN improves insulin sensitivity, eye function, and other features with no toxicity
- NMN prevents age-associated gene expression changes in a tissue-specific manner
- NMN is an effective anti-aging intervention that could be translated to humans

Authors

Kathryn F. Mills, Shohei Yoshida, Liana R. Stein, ..., Koji Uchida, Jun Yoshino, Shin-ichiro Imai

Correspondence

jyoshino@wustl.edu (J.Y.), imaishin@wustl.edu (S.I.)

In Brief

Mills et al. conducted a 12-month-long administration of nicotinamide mononucleotide (NMN), a key natural NAD+ intermediate, to normal wild-type mice, demonstrating that NMN effectively mitigates age-associated physiological decline in mice without any obvious toxicity. These results highlight the significant potential of NMN as an effective anti-aging intervention in humans.

Accession Numbers

GSE85718

Mills et al., 2016, Cell Metabolism 24, 795-806
December 13, 2016 © 2016 Elsevier Inc.

CellPress

［図表8］　アメリカの学術誌『セル・メタボリズム』

今井教授がアメリカの学術誌『セル・メタボリズム』に発表した論文によれば、マウスにNMNを与えると歳をとっても老化しない効果が見られたとあります（Cell Metab.2016;24(6):795-806）。人間でいえば60代ぐらいに相当するもかかわらず、NMNを与えられたマウスは、若いときと同じように活発に動きました。老化に伴って低下するはずの目の網膜の機能や骨密度、免疫細胞なども若々しさが保たれていました。

そのＮＭＮが長寿遺伝子、なかでもSIRT1を活性化するメカニズムも明らかになっています。ＮＭＮは体内でＮＡＤ（ニコチンアミドアデニンジヌクレオチド）に変換されます。この補酵素がSIRT1を活性化するのです。

注目を集めているＮＭＮについては、ほかにも研究を進めているグループがあり、東京大学の研究者たちは、その研究成果をプレスリリースしています。２０２２年５月に発表された「ニコチンアミドモノヌクレオチド（ＮＭＮ）で高齢男性の運動機能が改善～超高齢化社会の課題〝サルコペニア〟の予防効果に期待～」では、ＮＭＮを経口摂取した結果、高齢男性に筋力改善の可能性が示されたとあります。そしてサルコペニア（老いによる筋肉減少）のような加齢に伴う筋力低下の予防に、ＮＭＮの摂取が効果を期待できるともあります。

この研究では、対象となったのが65歳以上の健常な男性です。つまりＮＭＮを摂取すれば、健康な状態を維持できる可能性があるわけです。「ＮＭＮ内服による抗加齢効果が、健康寿命の延長・社会全体の生産性の向上に寄与することが期待されます」とも記されています。

ほかにもある老化を遅らせるもの

サーチュイン遺伝子を活性化させるＮＭＮに加え、ほかにもレスベラトロール、メトホルミン、スペルミジンなどいくつかの長寿効果があるといわれる化合物が知られています。最近ではそこにウロリチンと呼ばれるものも加わっています。

レスベラトロールは、ポリフェノールの一種で抗酸化作用があるとされています。赤ワインに含まれる成分であり、有名なフレンチパラドックスはレスベラトロールのせいではないかといわれたりもしました。

フレンチパラドックスとは、ヨーロッパ諸国のなかでなぜかフランス人には動脈硬化になって心臓病で亡くなる人が少ないといわれているものです。だからといってフランス人が特別に健康に気を使っているわけではなく、むしろ食生活はチーズやバターなどをたくさん食べるし、牛肉なども大好き、そのうえワインも日常的に飲んでいます。それなのに、どうして動脈硬化にならないのかと、不思議に思われていた現象を意味しますが赤ワインに含まれるレスベラトロールを日常的に摂取しているのが、実は体に良かったのではないかと考えられています。

さらにレスベラトロールには、サーチュインのSIRT1を活性化する働きがあるとの研究結果をシンクレア博士自らが報告しています（Sinclai, D.A. & Guarente, L. (2014) Small-molecule allosteric activators of sirtuins. Annu. Rev. Pharmacol. Toxicol., 54, 363-380.)。

メトホルミンは、糖尿病の治療薬としては、おそらく世界で最も多く利用されているものです。記事によれば、シンクレア博士がメトホルミンを摂るようになった理由は、炎症や酸化的損傷、細胞老化を抑える可能性があるからです。シンクレア博士の『LIFESPAN』には、「メトホルミンはSIRT1の活性を高める。ほかにも、がん細胞の代謝を抑えたり、ミトコンドリアの数を増やしたり、折りたたみ不全のタンパク質を除去したりする効果が明らかになっている」と書かれています。メトホルミンについては、ほかにもアメリカでの研究成果により健康寿命を延ばす効果が報告されています（“Study reveals how diabetes drug promotes healthy aging”）。

スペルミジンとは、豆類や発酵食品、特に納豆に豊富に含まれる成分です。その効果を語っているのは、大阪大学の吉森 保先生で著書の『LIFE SCIENCE』（吉森 保／日経BP社）のなかで、次のように述べています。

「これ（スペルミジン）は、ポリアミンの一種で、タンパク質よりずっと小さい分子です。すでに細胞や動物を用いた実験で、スペルミジンがオートファジーを活性化させることが知られています。心不全になりにくい、寿命を延長させるとの報告もあります」

ウロリチンは、ザクロに含まれるポリフェノールの一種です。このウロリチンにもサーチュインを活性化する機能があると、九州大学の片倉喜範教授は語っています。まだ、ごく最近の研究成果ではありますが、ウロリチンにはオートファジーを活性化する効果もあるようです。

このような新しい化合物は、今後も相次いで見つかる可能性があります。長寿遺伝子サーチュインの発見が、21世紀が始まる頃の出来事でした。それから20年で、サーチュインを活性化する物質がいくつか見つかっています。もしかすると今後サーチュイン以外にも、長寿に関係する遺伝子の見つかる可能性も考えられます。

良いことは何でもやってみる

健康寿命については、どんどん延びる可能性が出てきています。脳の研究も飛躍的に進み、脳内のメカニズムが解明されて、脳の健康を保つ方法も近い将来確立されると考えます。そのうち脳卒中の画期的な治療法が見つかる可能性も否定できませんし、認知症でさえも予防や治療ができるようになる可能性があるのです。

だから、それまでは健康を保つ必要があります。特に脳卒中はできる限り避けたいものですが、避けるためのノウハウはすでにたくさんあります。認知症についても、これからの研究の進み具合には大いに期待できます。

もちろん、誰もが長生きを望むとは限りません。仮に脳を含めて健康寿命を120歳まで延ばせるようになったなら、みんなが幸せになるのかといえば、その答えは分かりません。

あまり考えたくない未来像ですが、健康寿命をお金で買うようになる可能性も否定はできません。まだ健康寿命を延ばす取り組みは始まったばかりなのです。これからどのような進歩を遂げるのかは、今のところは誰にも分かりません。

けれども、望めば長生きできる選択肢がある未来を、私はすばらしいと思います。だからその選択肢を取れるようにするために、少なくとも脳卒中や認知症などにはならないよう徹底的に注意することが必要だと思います。

ぜひ、誰もが幸せな長寿を迎えられる未来を期待したいものです。

おわりに

健康なまま、少しでも長生きしたい――。

程度の差はあっても、誰もが心に秘めている願いだと思います。そんな願いのかなう可能性が、見え始めているのです。その背景にあるのは生命科学の急速な進歩です。

生命現象を細胞レベルからさらに細かくとらえ、分子レベルで理解します。分子生命科学の発達により、この半世紀足らずで生命現象に対する理解は、以前とは異なる次元に到達しました。

細胞内の遺伝子単位で生命現象を解明できるようになった成果が、長寿遺伝子サーチュインの発見であり、さらにはそれを活性化するための方法の開発です。

ただし、それで人の命をすべて理解できたわけではありません。これまで生命現象を理解してきたのは、人間の脳です。けれども、その脳を人はまだ解明できていないのです。

首から上と首から下では、同じ人の体でありながらかなり様相が異なります。脳内の細胞数は、体全体の細胞数に比べるとごくわずかです。にもかかわらず血流をはじめ、エネルギー消費量などはとてつもなく大きいため、人は人であり得るともいえます。
老化制御をコントロールするのは、どうやら脳内の視床下部であるといわれ始めています。そしてサーチュインを活性化するＮＭＮは、脳血管関門を通り抜けられるようです。だから脳内のサーチュインを活性化し続けられれば、体全体の老化を制御できる可能性が見え始めています。

長寿遺伝子の仕組みが解明されて、まだ20年しか経っていないのです。この20年間の科学の長足の進歩を踏まえるなら、今後20年間で科学がどこまで、何を明らかにしてくれるのか、どれほどの恩恵を人類にもたらしてくれるのか、その成果は想像もできません。

そしてまさにこの原稿を書いている今朝の朝刊に『「老化」知らぬカメの一群』と題した記事を見つけました（日本経済新聞２０２２年7月17日26面）。記事によれば「カメでも加齢で死亡するリスクは上がるようだが、極めて遅く傾向がつかみにくい。『特定の年齢感覚でみると死ぬ割合は同じ』。事実上、老化はないのだ」とあります。

おそらくカメではＮＭＮなどをあえて摂らなくても、サーチュインが活性化されていると考えます。老化しないカメを調べれば、その秘密が明らかになり、それを人間に応用する可能性も出てくるはずです。

だからこそ、少しでも長く健やかな状態を維持して、明るい未来を待ちたいのです。私は今60歳を少し過ぎたところであり、20年先には80歳を超えています。

そのとき、それから先の人生を、私がどのような気持ちで迎えられているのかと輝かしい未来を考えるだけで、今からワクワクします。

普段の生活では簡単にできることを心掛けて、万が一にも脳の病気にならないように注意したいと思います。この本を読まれた方々と明るい未来を一緒に迎えるために、今すぐできる予防を始めてもらえるよう、この本が少しでもきっかけとなれば幸いです。

谷 茂（たに しげる）

愛媛県出身。父が医師であったので、身近な職業として感じていたことから医師を目指すようになる。脳に興味があったのと脳が非常にきれいだと思ったので脳外科医を選択した。医師になった当初は手術の手洗いで手がひどく荒れ、脳外科医を断念しかけたが、断食療法を専門とするある先生のおかげで、食事療法で手荒れを克服。この食事療法をきっかけに、空腹状態のほうが体調が良く手荒れが改善することに気づいた。脳外科医として健康に働けることに感謝するとともに、人体がいかに健康を保持するか全般に関心をもっている。特に近年は高齢化における健康長寿について、脳を中心とした治療に着目している。2021年4月1日に南栗橋神経クリニックの院長に就任。前院長の清水隆先生は師匠であり、清水先生の指名で院長に就任した。

本書についての
ご意見・ご感想はコチラ

健康脳が寿命を延ばす

二〇二二年一〇月三一日 第一刷発行

著　者　谷 茂
発行人　久保田貴幸
発行元　株式会社 幻冬舎メディアコンサルティング
〒一五一-〇〇五一 東京都渋谷区千駄ヶ谷四-九-七
電話 〇三-五四一一-六四四〇（編集）
発売元　株式会社 幻冬舎
〒一五一-〇〇五一 東京都渋谷区千駄ヶ谷四-九-七
電話 〇三-五四一一-六二二二（営業）
印刷・製本　中央精版印刷株式会社
装　丁　田口美希

検印廃止

Printed in Japan ISBN 978-4-344-94110-6 C0247
幻冬舎メディアコンサルティングHP http://www.gentosha-mc.com/

定価はカバーに表示してあります。